蔬菜看人吃

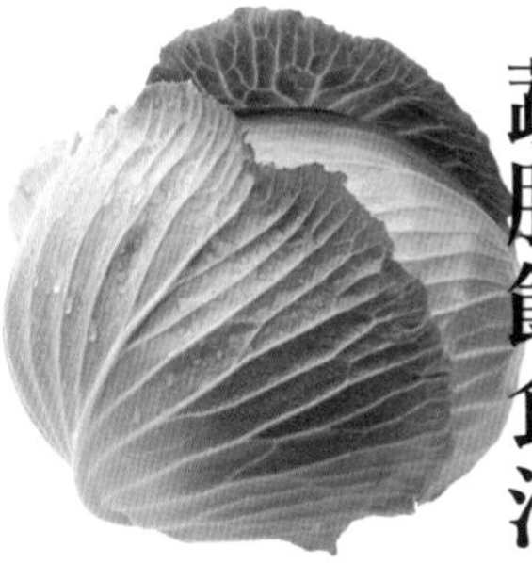

不管有沒有生病，
為了健康都要實踐的
蔬服飲食法！

Vegetable How to Eat Guidbook

楊淑媚、蔡昆道——著

時報出版

推薦序

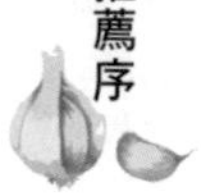

食宜同法，蔬食養生

中國醫藥大學中醫學院副院長　顏宏融教授

「醫生，我的體質應該吃什麼樣的食物？」門診經常遇到病患這樣問。特別是許多病患對於蔬菜經常有疑問，以為蔬菜寒涼就不敢吃蔬菜，詢問吃蔬菜有沒有什麼要注意的地方？也有些病患經常感冒、消化不良、高血壓、高血糖、高血脂、月經失調、筋骨酸痛、皮膚濕疹，還有些只是希望針對體質養生調理，不知道哪些蔬菜可以吃？哪些蔬菜不能吃？

我們家的餐桌上常常有一道蔬菜精力湯，依不同季節選擇幾種不同功用與顏色的蔬菜，煮一鍋蔬菜湯作為全家晚餐的湯品，特別是加了玉米、胡蘿蔔、牛蒡、南瓜等具天然甜味的食材燉煮，讓不喜歡蔬菜的孩子也特別喜歡喝蔬菜湯，這是我的食療養生秘訣。我也經常建議病患可以在烹調的時候透過添加薑、蔥等方式調整蔬菜的寒涼屬性，很高興看到楊淑媚醫師與蔡昆道醫師在這一本《蔬菜看人吃》新書也提倡這樣的蔬食理念。

「食宜同法，此其道也。」中醫典籍《黃帝內經》指出食物應該搭配不同寒熱溫涼體質。選擇當令新鮮的蔬菜，針對個人的體質、配合蔬菜的食療價值，找出最適合自己的蔬菜，吃對了才健康！《蔬菜看人吃》這本書不僅教讀者認識自己的體質，也從中西合璧的角度來解析常見蔬菜的性味、功用、禁忌和營養價值，更針對常見體質與疾病，建議如何「食宜同法」，對症吃蔬菜，提供蔬菜食譜給讀者參考。

認識楊淑媚醫師與蔡昆道醫師三十年，兩位都是中西醫整合的專家，臨床看診細心、耐心，經常叮嚀病患注重養生，也提倡健康養生的中西合璧之道，在這裡鄭重跟大家推薦兩位中西醫師的著作《蔬菜看人吃》。

作者序1

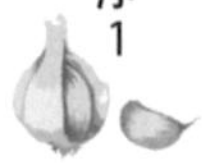

蔬菜的保健和食療作用，不能小看

中國醫藥大學北港附設醫院中醫部　楊淑媚　醫師

身為一位臨床的中醫師，時常都會聽見就醫者詢問：「吃中藥是不是不能吃白蘿蔔？」「筋骨不好是不是不能吃香蕉、竹筍？」「有哪些蔬菜比較冷，不適合我的體質？」關於蔬菜的問題真是層出不窮。

蔬菜在很早以前就有記載了，早在《內經》中就有「五穀為養，五果為助，五畜為益，五菜為充」之說，說明了蔬菜可以補充穀類、水果、禽畜之不足。在許多醫書中，如明代李時珍的《本草綱目》中就記載了許多入藥的菜，唐代孟詵所著《食療本草》也記載了許多蔬菜的保養和治療作用。各種蔬菜皆有其保健及食療的作用，可不能小看。

那麼到底該怎麼吃蔬菜呢？除了對症治療的目的之外，在基礎的保養上，可藉由體質之分來選擇該吃哪些蔬菜。我們將體質概分為熱性、寒性兩大類，如果是寒性體質的人，則適合多吃溫熱性及平性的蔬菜或烹煮過的蔬菜，生吃蔬菜及喝蔬果汁則一次量不可太多。常會有人問什麼蔬菜是比較冷的？瓜果類比較冷嗎？瓜果類如白蘿蔔、苦瓜、冬瓜、大黃瓜、絲瓜及葫蘆瓜，的確屬於寒涼類蔬菜，所以寒性體質的人不可一次吃過量，或者必須加入蔥、大蒜、薑、辣椒一起烹煮，這樣就沒大問題了。而熱性體質的人，蔬菜對他們來說真是益處多多，因為蔬菜有清熱、生津、潤燥、通便、利尿的功效，對改善熱性體質有很大的助益。吃對了蔬菜，就不會造成身體不適，也才能達到利用蔬菜養生及治療疾病的目的。

《蔬菜看人吃》的前身是《蔬療》，感謝廣大讀者對本書的喜愛，希望這本書的改版可以帶給讀者更多蔬菜的正確觀念，大家可以健康吃蔬菜，吃出健康來。

作者序2

亞健康族應該學的蔬服飲食

中國醫藥大學北港附設醫院 內科醫療部 蔡昆道 部長

現代人生活忙碌、緊張，經常應酬，也由於生活型態的改變，大部分的人都成了名副其實的外食族，這樣的飲食狀態容易造成營養不均衡；因為外食中有許多是烤、炸、辣的刺激性食物，而且調味料都下得很重。一旦長時間外食，身體健康一定會受到影響，因此在品嘗漢堡、薯條、炸雞……的同時，蔬菜的搭配食用方式，對於均衡營養及改善健康就扮演舉足輕重的角色。

蔬菜所含的營養素對人體的優點很多，它含豐富的維生素、礦物質和微量元素，對健康幫助很大。蔬菜的熱量低，較不會肥胖，含有纖維可促進腸蠕動，有利排便。而且，蔬菜屬鹼性食物，對肉類的酸性可起中和作用，亦可淨化血液，降低血脂，預防心血管疾病。

現代人壓力過大，伴隨而來的是一些併發症，常見的如緊張、煩躁不安、心悸、失眠、各種酸痛（背痛、頸部緊繃）、頭痛、呼吸不順、喘不過氣、腸胃道不適（反胃、便祕或腹瀉），還有些人會有憂鬱的現象。再加上現在低頭族人數增加，這樣一群人由於生活習慣不良，又常熬夜，健康狀況自然無法得到適當而良好的改善。我們將這些壓力大或特殊不良生活習慣者稱為「亞健康族」，雖然他沒有高血壓、糖尿病或其它可以診斷出的疾病，但身體總是這裡不舒服或那裡有症狀，這群「亞健康族」如能多攝取蔬菜來均衡營養，身體健康就能獲得顯著改善。

《蔬菜看人吃》是一本結合中西醫特點，針對不同體質、不同症狀，教你如何正確選擇適合自己的蔬菜，同時也介紹了蔬菜的正確食用方式及其注意事項。忙碌中的你我就別煩惱，讓《蔬菜看人吃》這本寶典幫您輕鬆「找到健康、吃出幸福」。

目錄

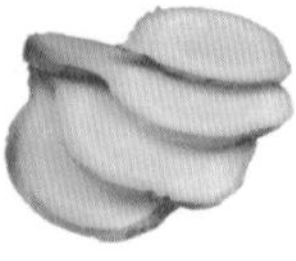

嚴選・蔬解食譜

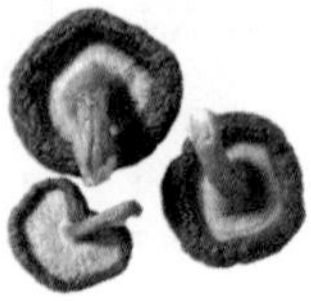

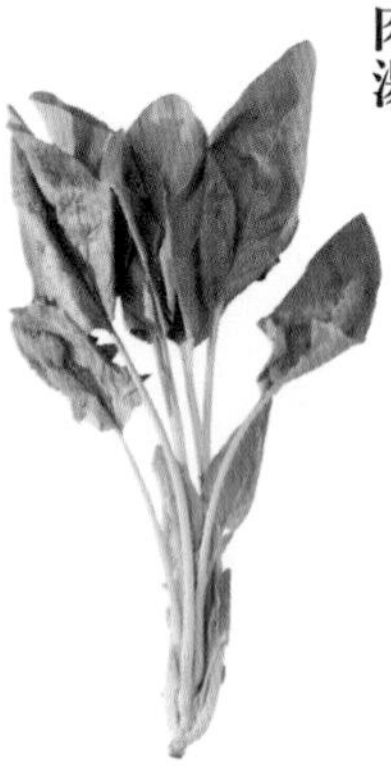

Chapter 1 養生是一輩子的事！歡迎光臨體質診斷室

Chapter 2 中西合璧強強的，52種常見蔬菜百科

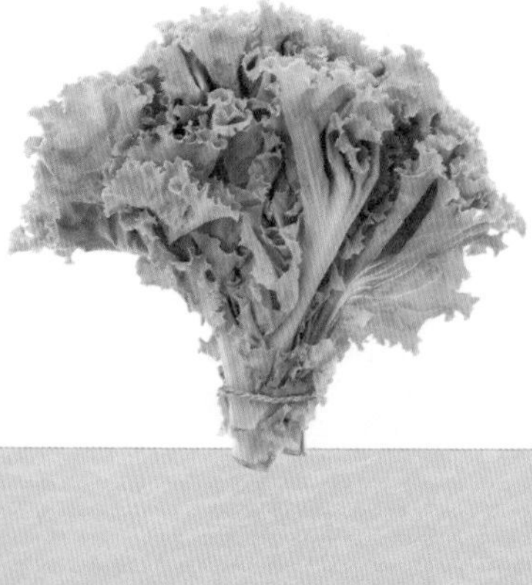

莖葉類蔬菜

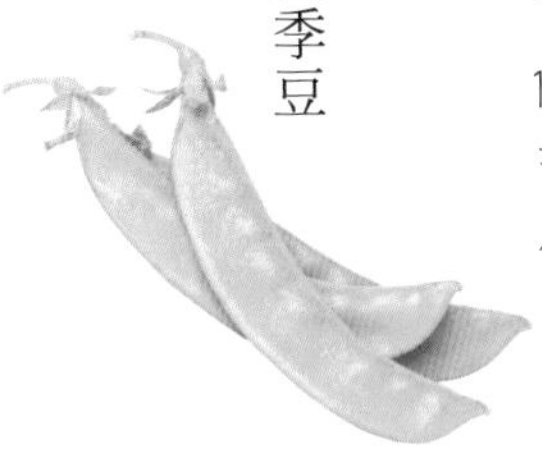

Chapter 3 身體不爽快？對症吃蔬菜！蔬解常見疾病

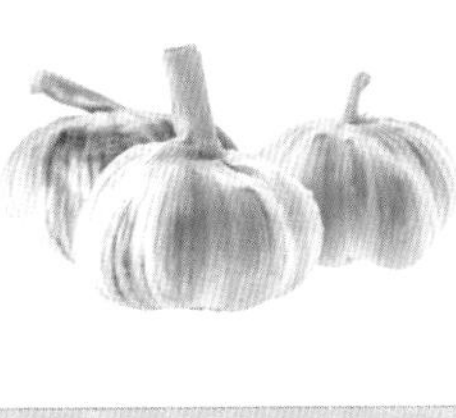

Chapter 4
促進健康對症蔬菜食譜

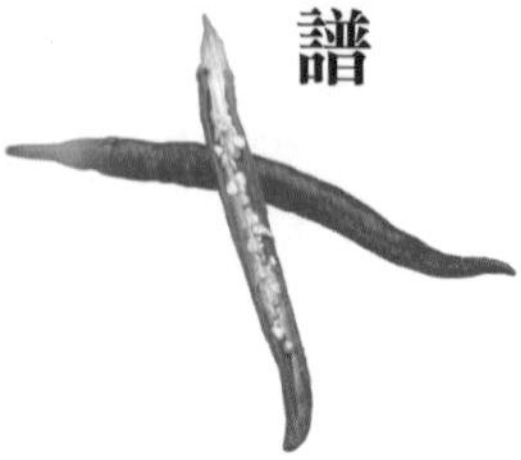

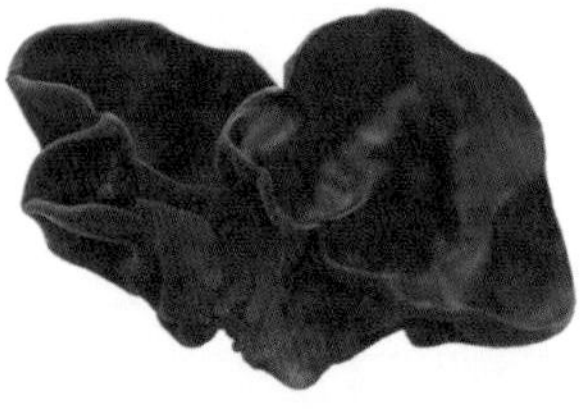

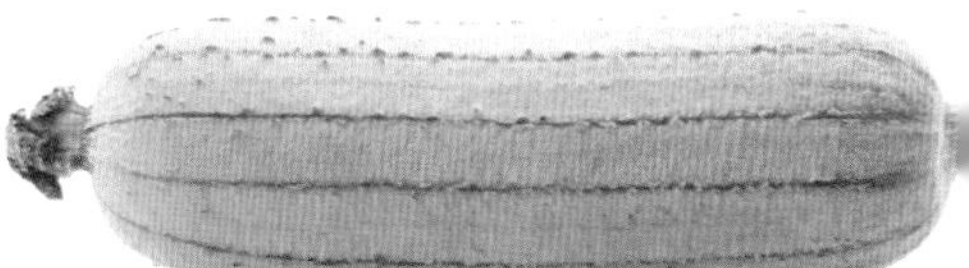

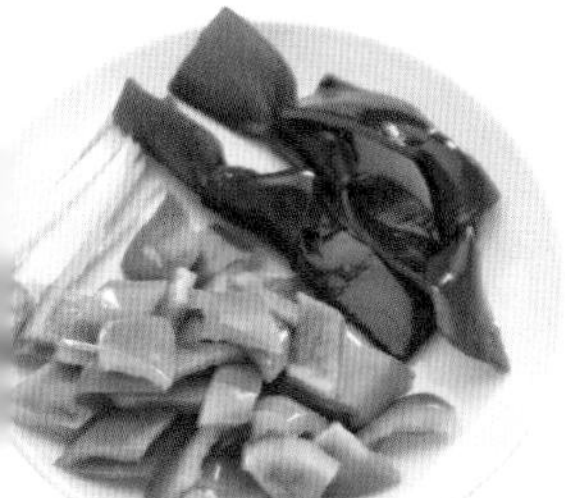

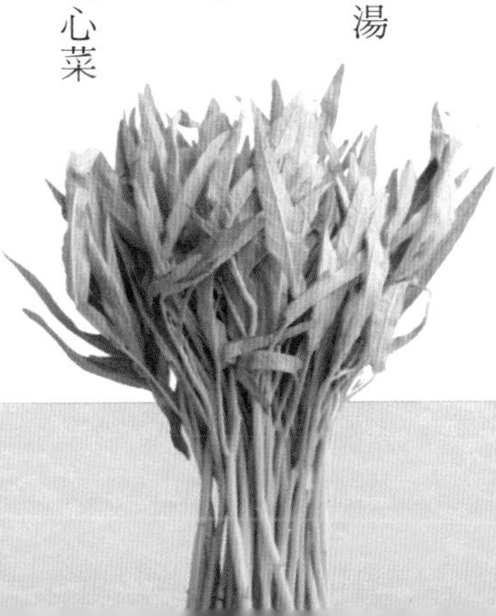

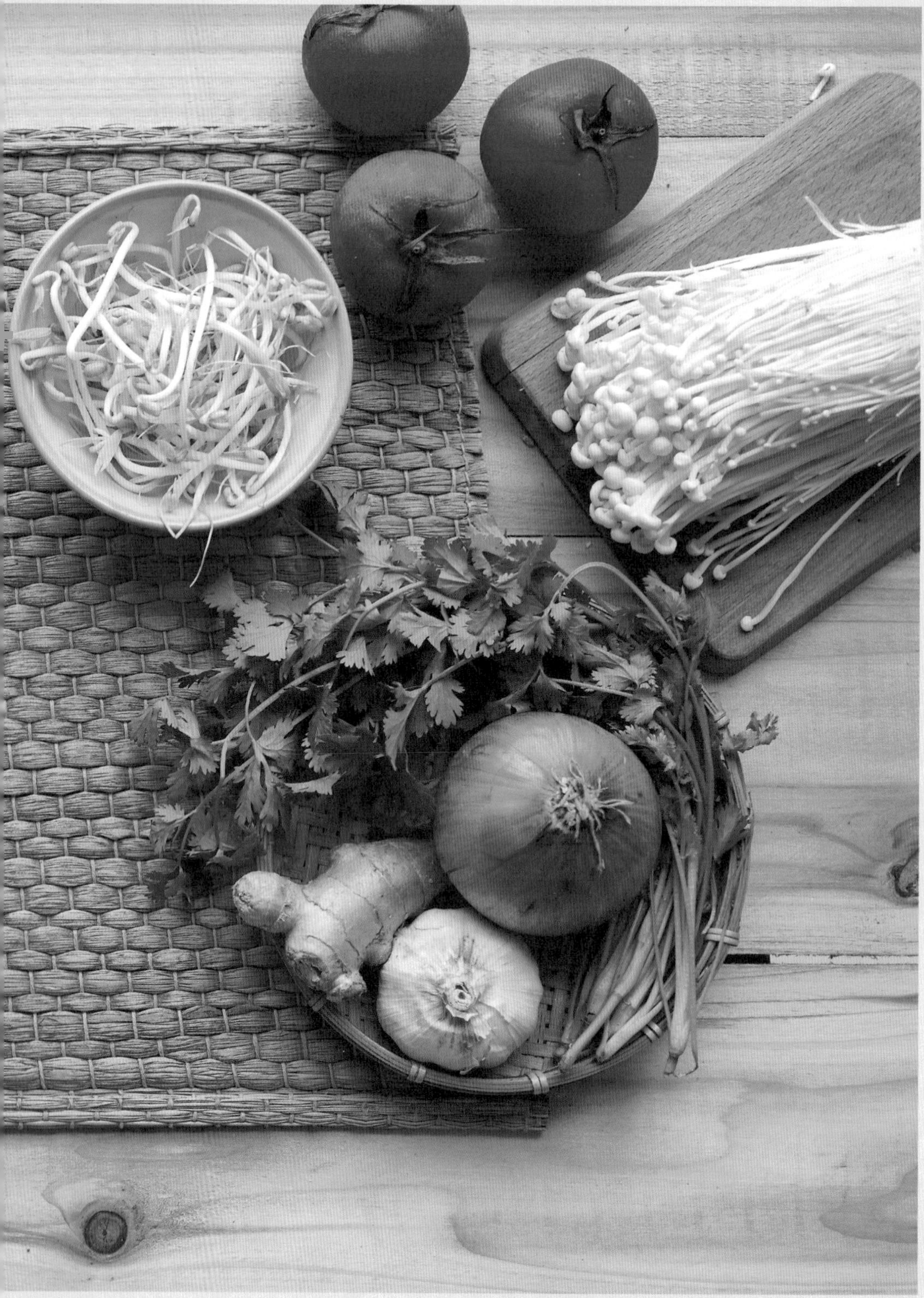

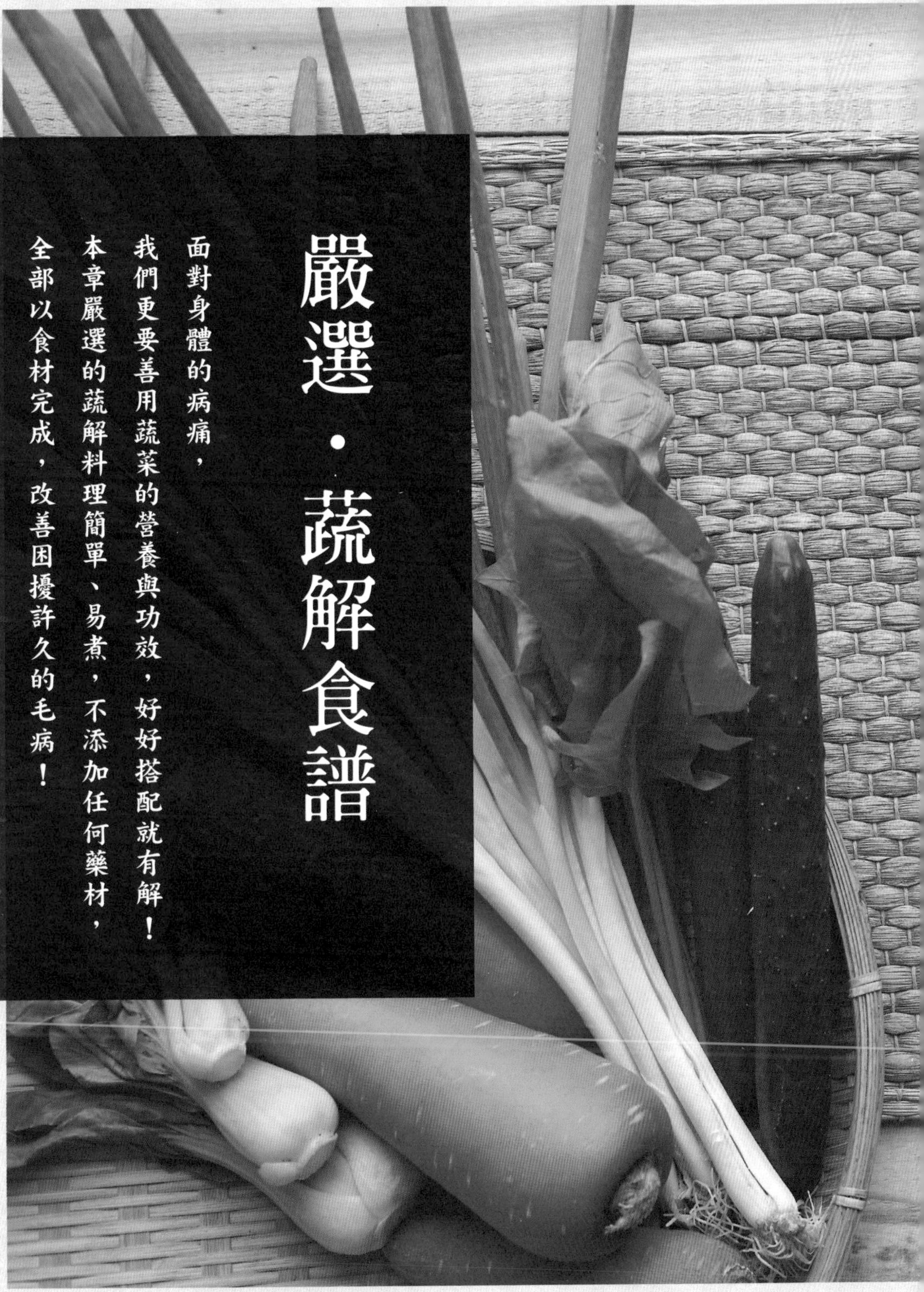

嚴選・蔬解食譜

面對身體的病痛，
我們更要善用蔬菜的營養與功效，好好搭配就有解！
本章嚴選的蔬解料理簡單、易煮，不添加任何藥材，
全部以食材完成，改善困擾許久的毛病！

嚴選・蔬解食譜

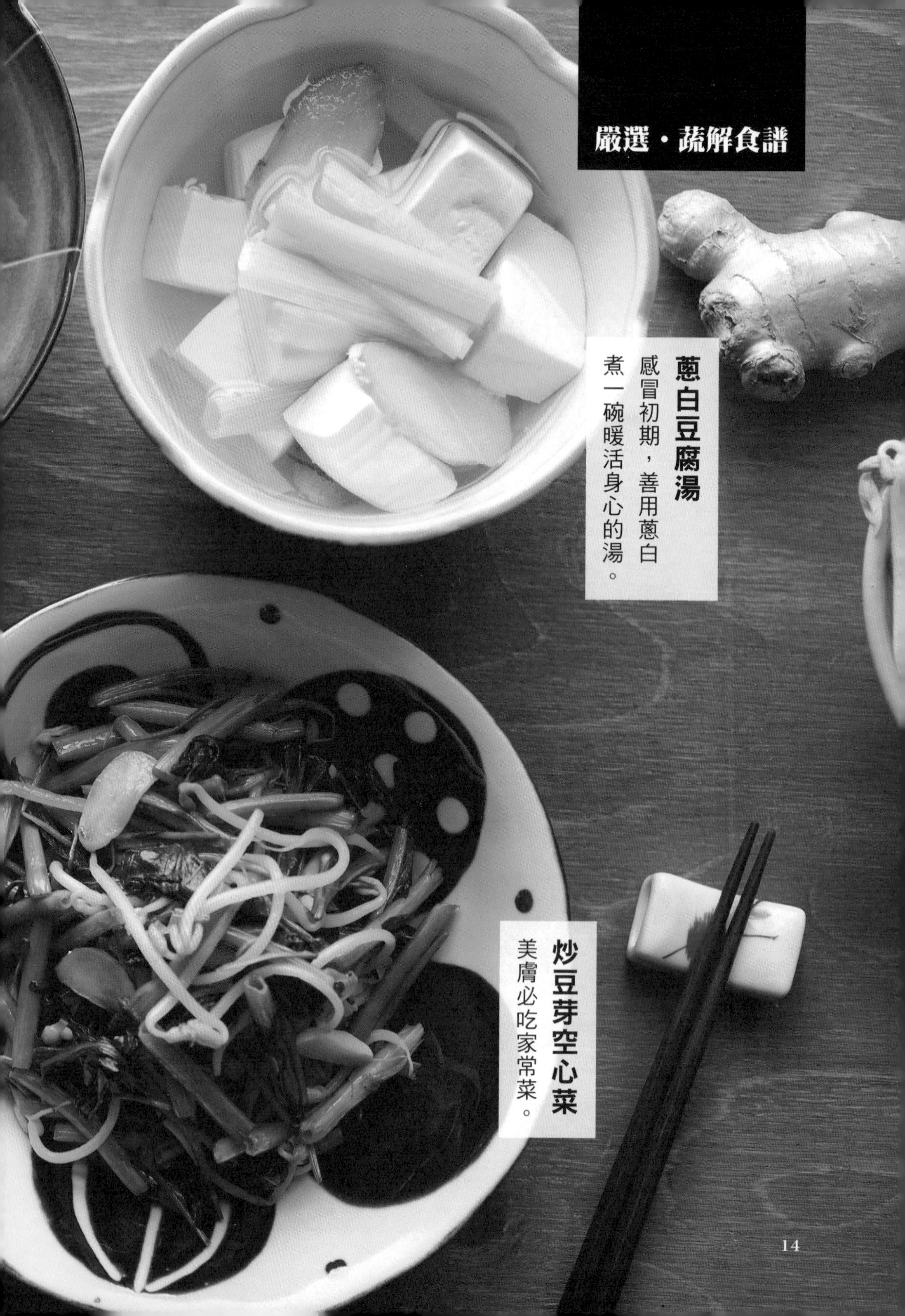

蔥白豆腐湯

感冒初期，善用蔥白煮一碗暖活身心的湯。

炒豆芽空心菜

美膚必吃家常菜。

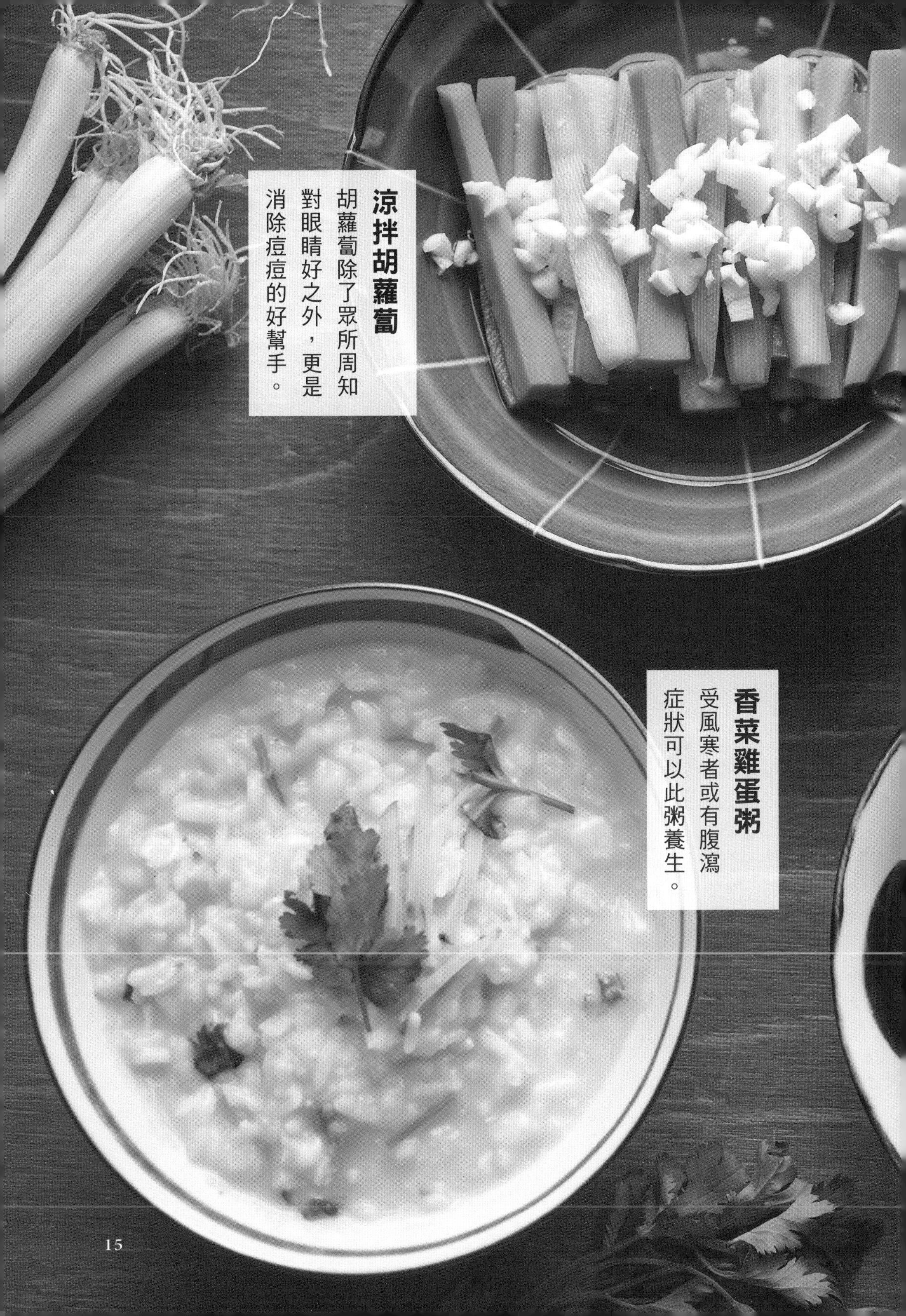

涼拌胡蘿蔔

胡蘿蔔除了眾所周知對眼睛好之外，更是消除痘痘的好幫手。

香菜雞蛋粥

受風寒者或有腹瀉症狀可以此粥養生。

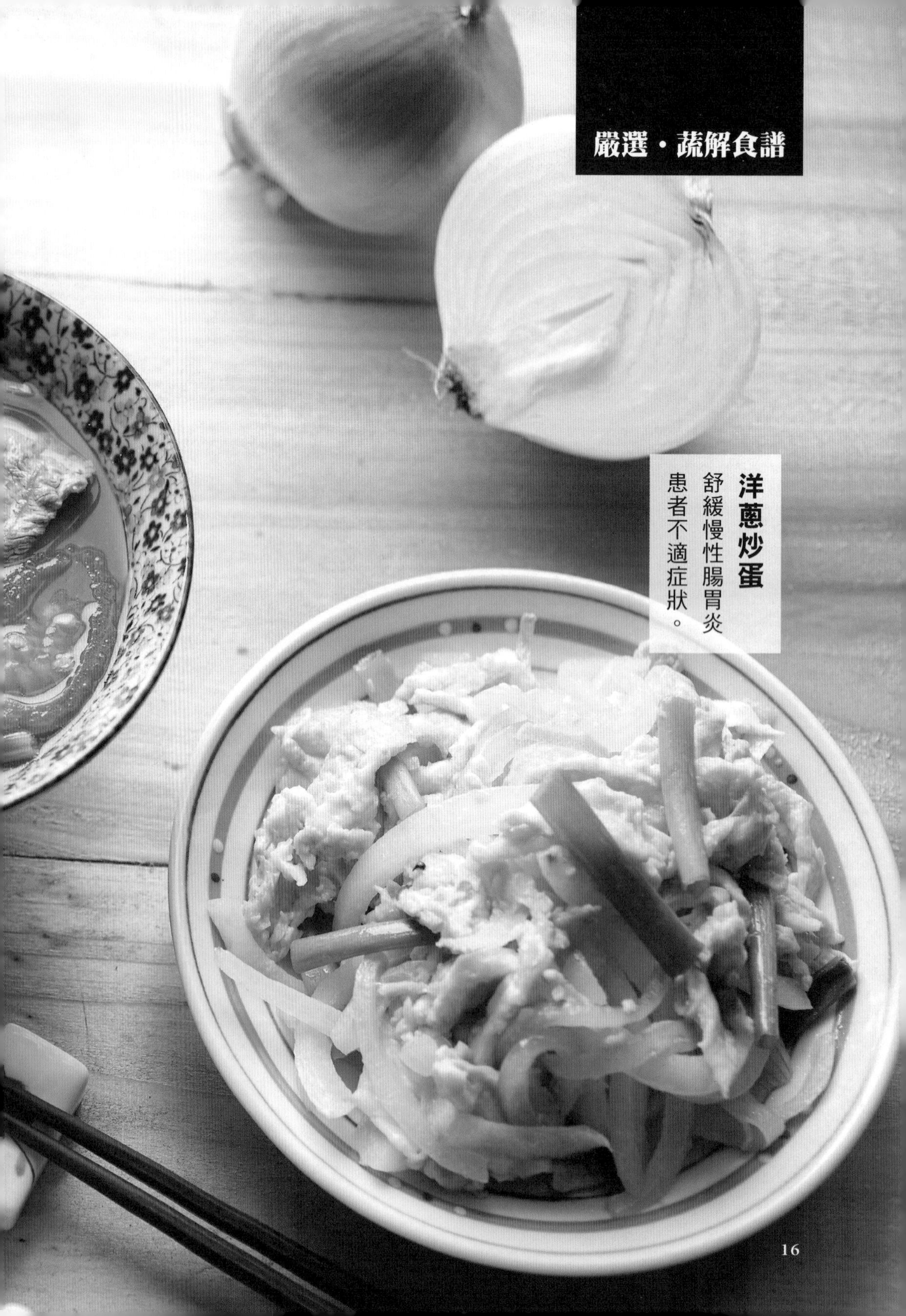

洋蔥炒蛋

舒緩慢性腸胃炎患者不適症狀。

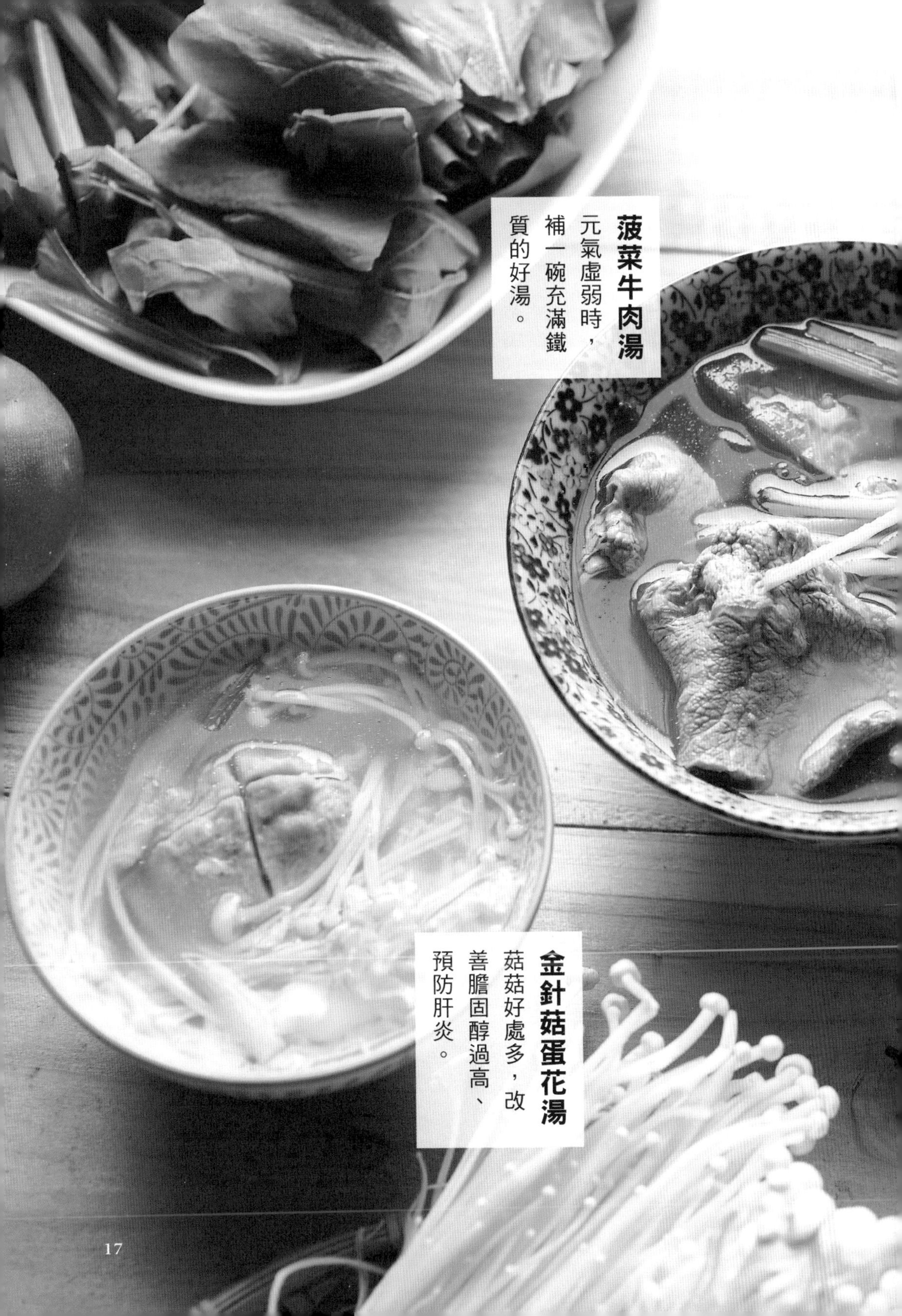

菠菜牛肉湯

元氣虛弱時，補一碗充滿鐵質的好湯。

金針菇蛋花湯

菇菇好處多，改善膽固醇過高、預防肝炎。

蔥白豆腐湯

有感冒症狀，熱熱喝！

食材

生薑5片、蔥白2根、豆腐1大塊、鹽少許、水1公升

作法

1. 生薑切絲。將蔥綠色的部分去掉，使用白色的部分，切段。豆腐切小塊。
2. 生薑、蔥白和豆腐加適量的水煮成湯，加入食鹽調味即可。
3. 溫熱服用、微出汗效果更佳。

功效

1. 預防感冒，尤其感冒初期可飲用。
2. 適合風寒感冒。

說明

1. 蔥白有通陽散寒，溫暖身體的作用。
2. 生薑可解表散寒，改善感冒。

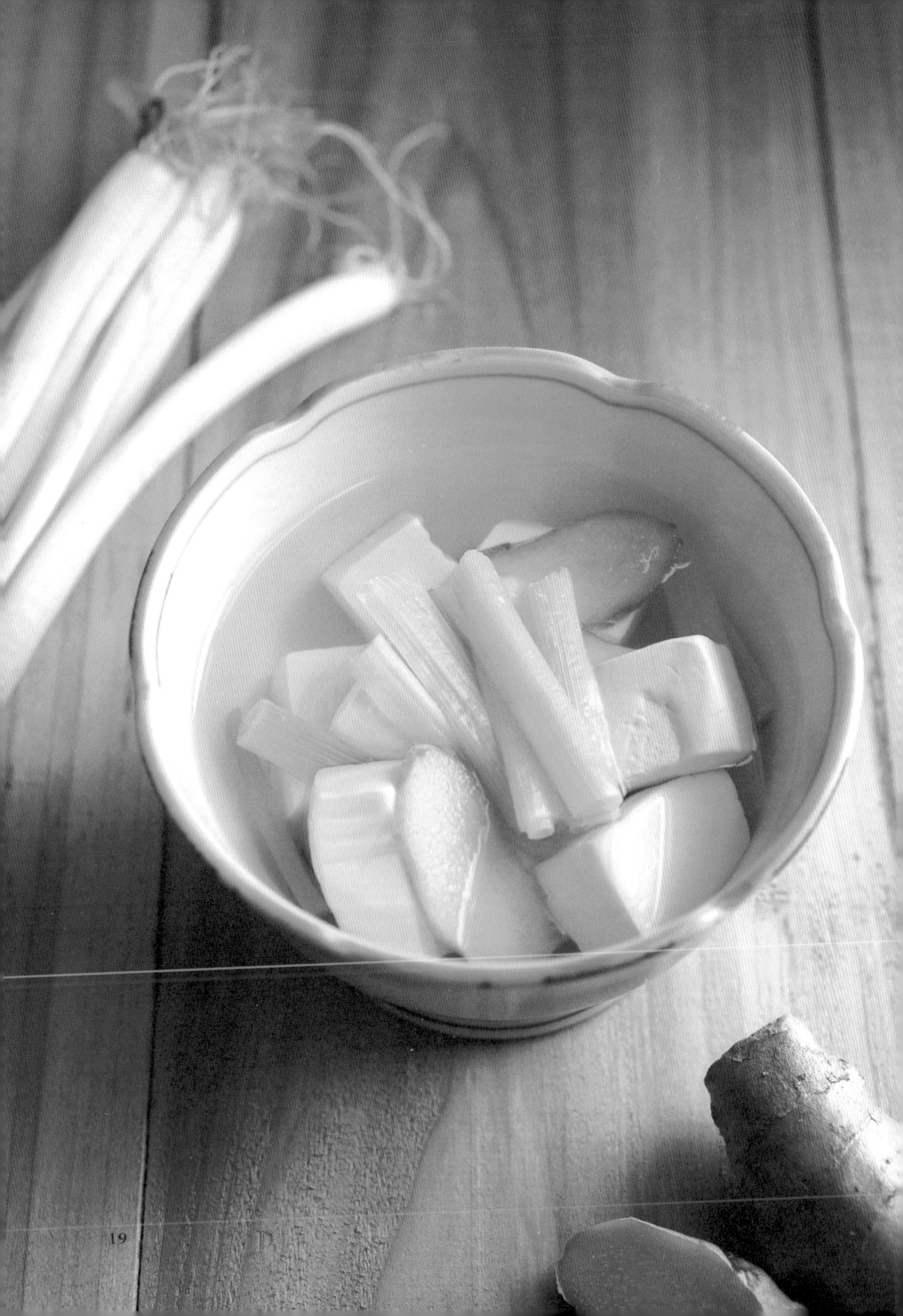

涼拌胡蘿蔔

吃對蔬菜，痘痘不見蹤跡

食材

胡蘿蔔1根、小黃瓜2條、糖少許、白醋少許、蒜頭2瓣、鹽適量。

作法

1. 胡蘿蔔去皮與小黃瓜切成條狀，加少許鹽醃漬30分鐘後將水倒掉。
2. 糖、醋、蒜末調成醬汁。
3. 胡蘿蔔、小黃瓜一起放入醬汁攪拌均勻，醃漬2~3小時後即可食用。

功效

1. 調整身體酸鹼值。
2. 促進食欲，幫助消化。
3. 改善青春痘。

說明

胡蘿蔔抗發炎、抗過敏，能保護上皮細胞的完整性，改善痘疹、青春痘。胡蘿蔔正常食用量並不會造成色素的沉澱，只有吃太多時才會使皮膚變黃。

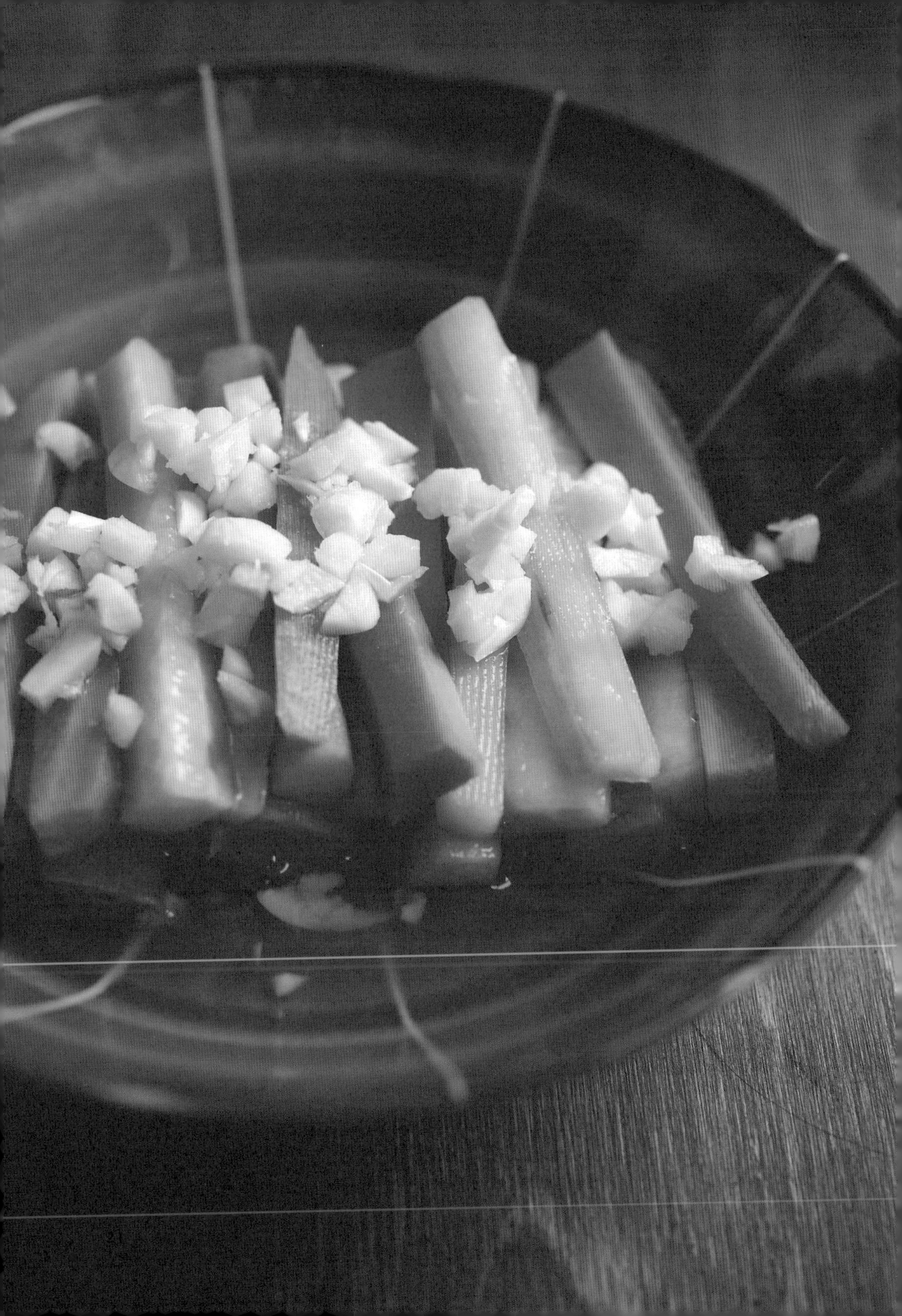

炒豆芽空心菜

促進體內環保，皮膚常保滑嫩

食材

蒜頭3瓣、空心菜6根、綠豆芽1把、食用油少許、鹽少許

作法

1. 空心菜洗淨切段，綠豆芽洗淨。
2. 熱鍋熱油先炒蒜頭，再加入空心菜、綠豆芽炒熟，最後加少許食鹽調味即可食用。

功效

1. 促進排便，幫助消化。
2. 改善青春痘。

說明

1. 空心菜有涼血的作用，可改善皮膚潰瘍、痘疹。
2. 綠豆芽可嫩膚，改善年輕人的青春痘。

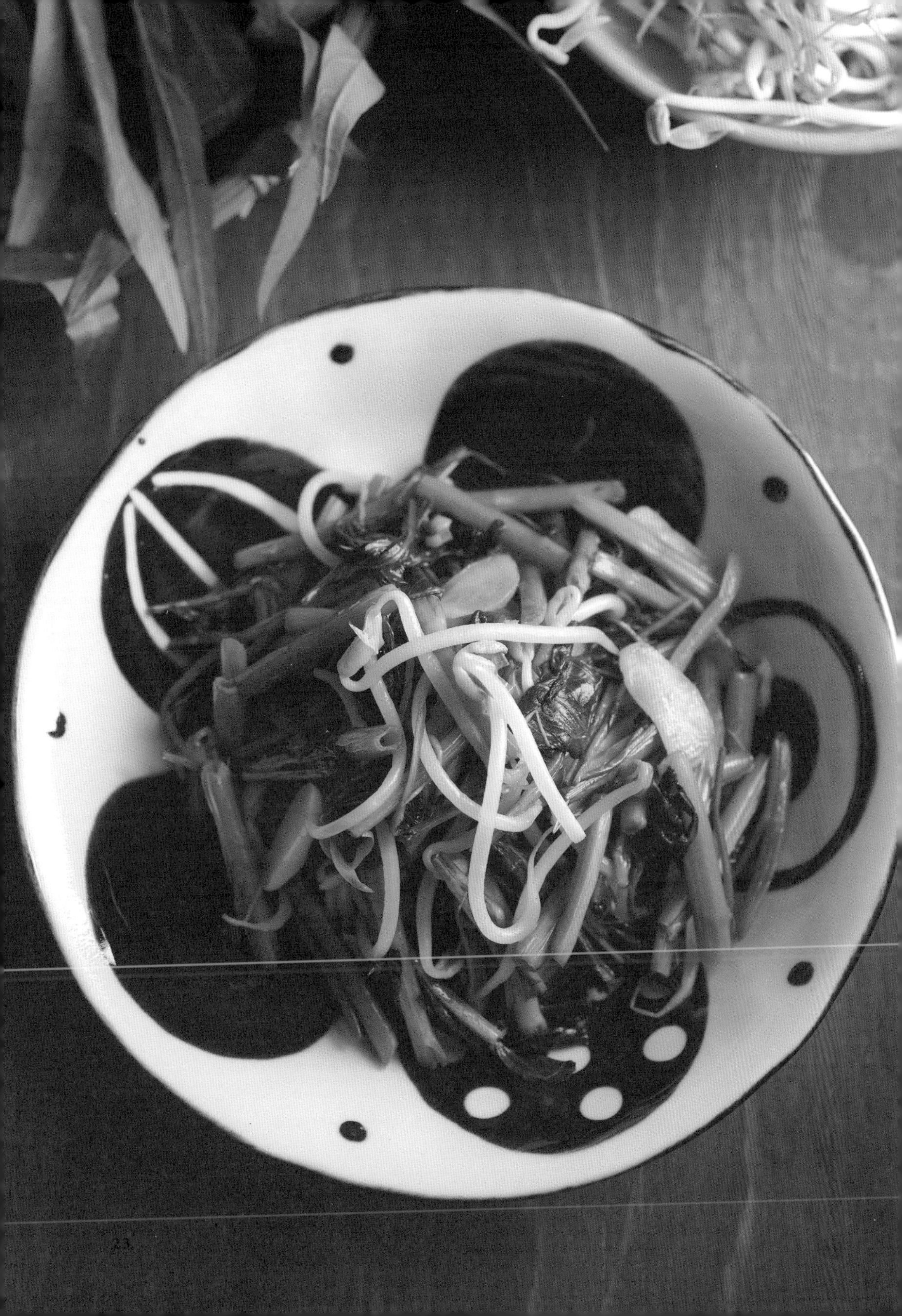

香菜雞蛋粥

趨除風邪，頭痛 Bye-bye！

食材

新鮮生薑3～4片、香菜5根、雞蛋1顆、白米½杯、鹽少許、水3杯

作法

1. 生薑切絲。香菜切碎。
2. 白米加約3杯的水，用電鍋煮成粥。
3. 趁粥熱打入雞蛋拌勻，再加入生薑、香菜及食鹽，拌勻後即可食用。

功效

改善風寒感冒、噁心厭食、非腸胃炎之腹瀉。

說明

1. 生薑可解表散寒，改善風寒感冒。喉嚨痛者不適用。
2. 香菜（芫荽）可祛風，改善風邪頭痛。

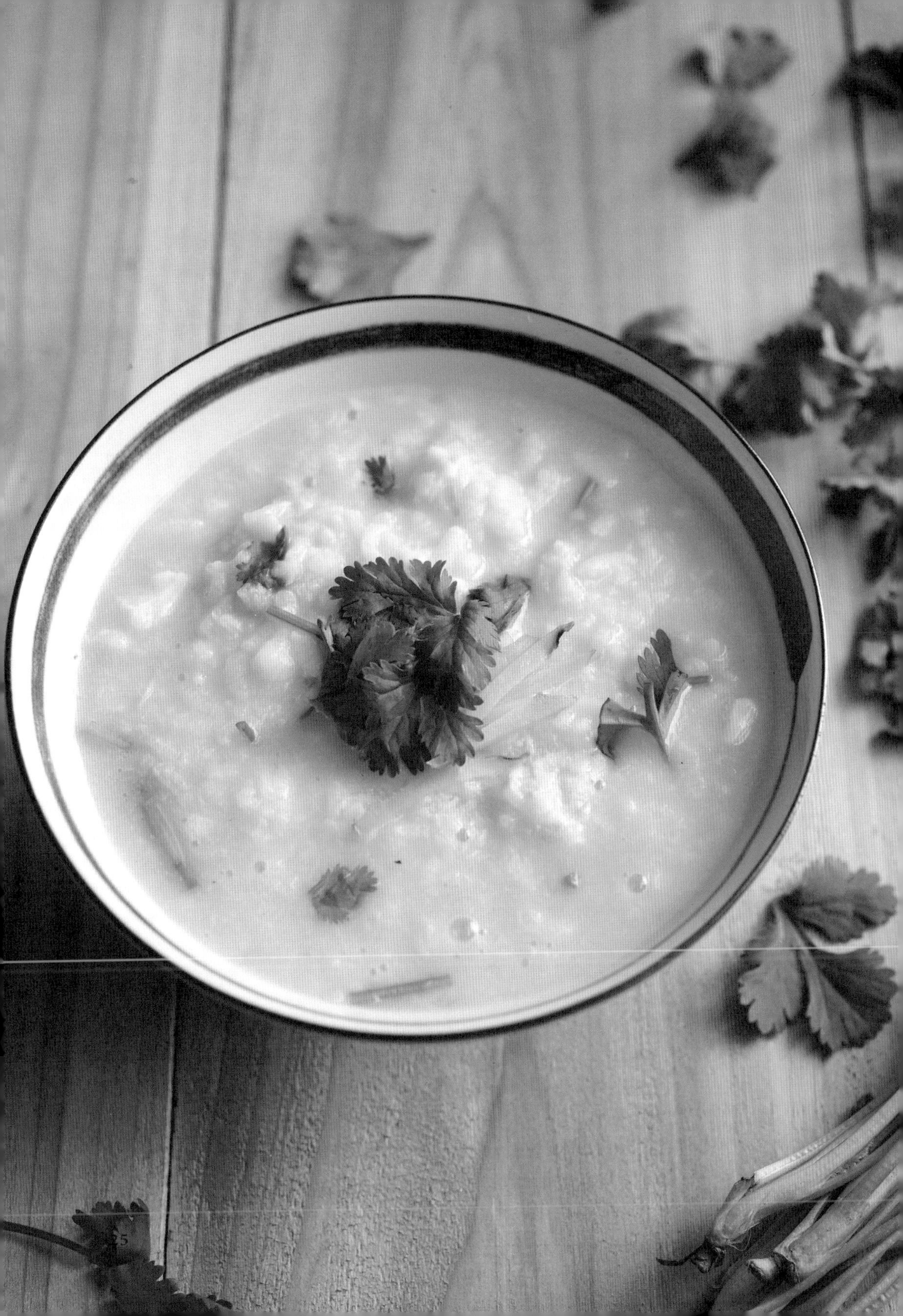

洋蔥炒蛋

養護腸道，這道菜有洋蔥！

食材

洋蔥1顆、雞蛋2顆、青蔥1根、食用油少許、鹽少許

作法

1. 雞蛋去殼打散。洋蔥切片。
2. 熱鍋熱油後先炒洋蔥，再加入雞蛋、青蔥一起炒熟，加鹽調味即可。

功效

改善慢性腸炎。

說明

1. 洋蔥對慢性腸炎有幫助。
2. 青蔥對非腸炎引起的腹瀉有幫助。

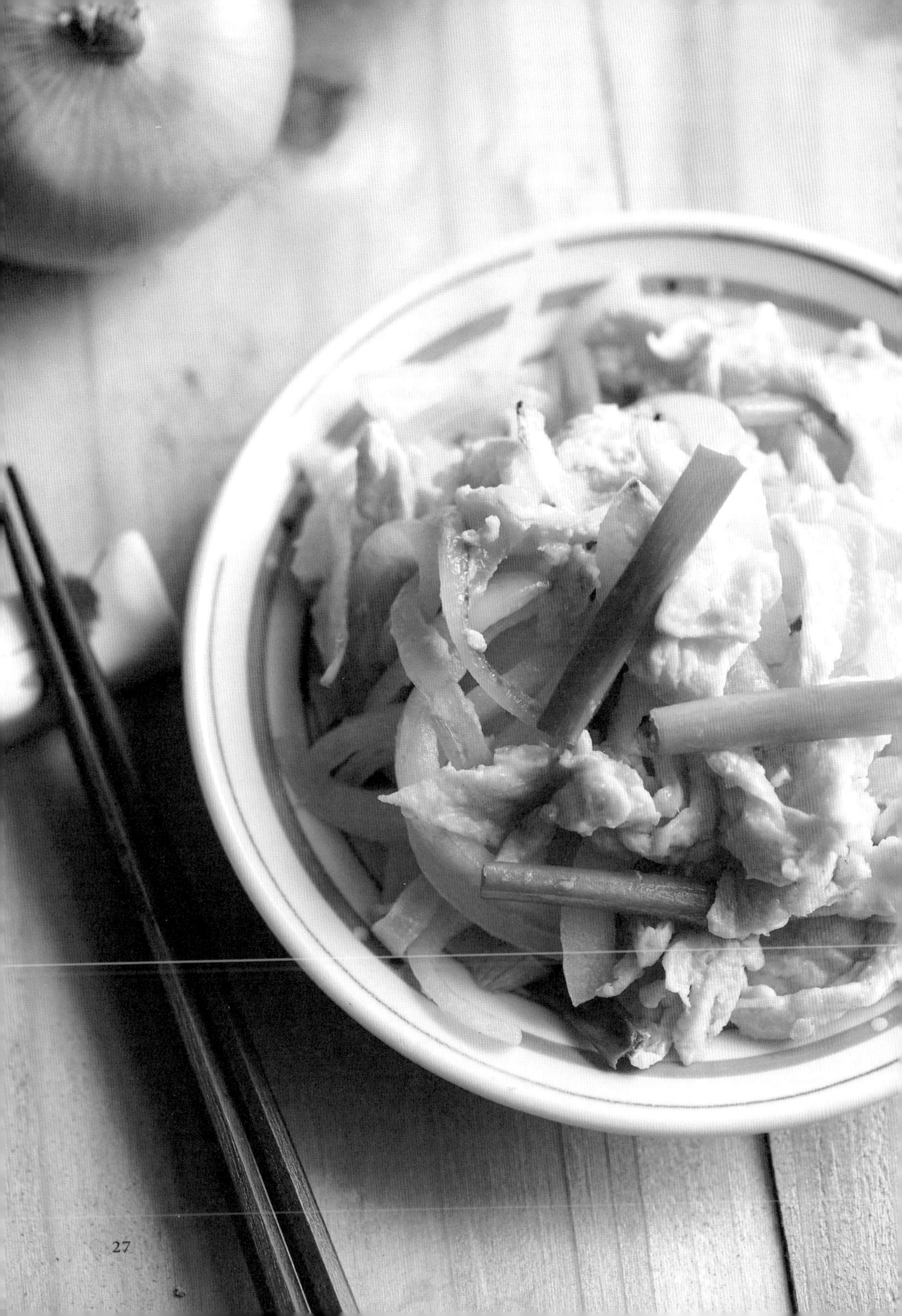

金針菇蛋花湯

一碗好湯顧肝、護胃又防高血壓

食材

金針菇½包、貢丸3顆、蛋2顆、大蒜1根、鹽少許、水1.5公升

作法

1. 金針菇去掉根部、洗淨。大蒜切成小段。
2. 金針菇、貢丸、大蒜加入適量的水共煮成湯，打入蛋花，加入食鹽調味即可食用。

功效

1. 健脾益胃，改善食欲不振、體倦乏力。
2. 消化性潰瘍者適合食用。

說明

1. 金針菇具有防治肝炎、消化性潰瘍，降低膽固醇，預防高血壓等的功效。
2. 大蒜對胃炎、胃潰瘍有幫助。

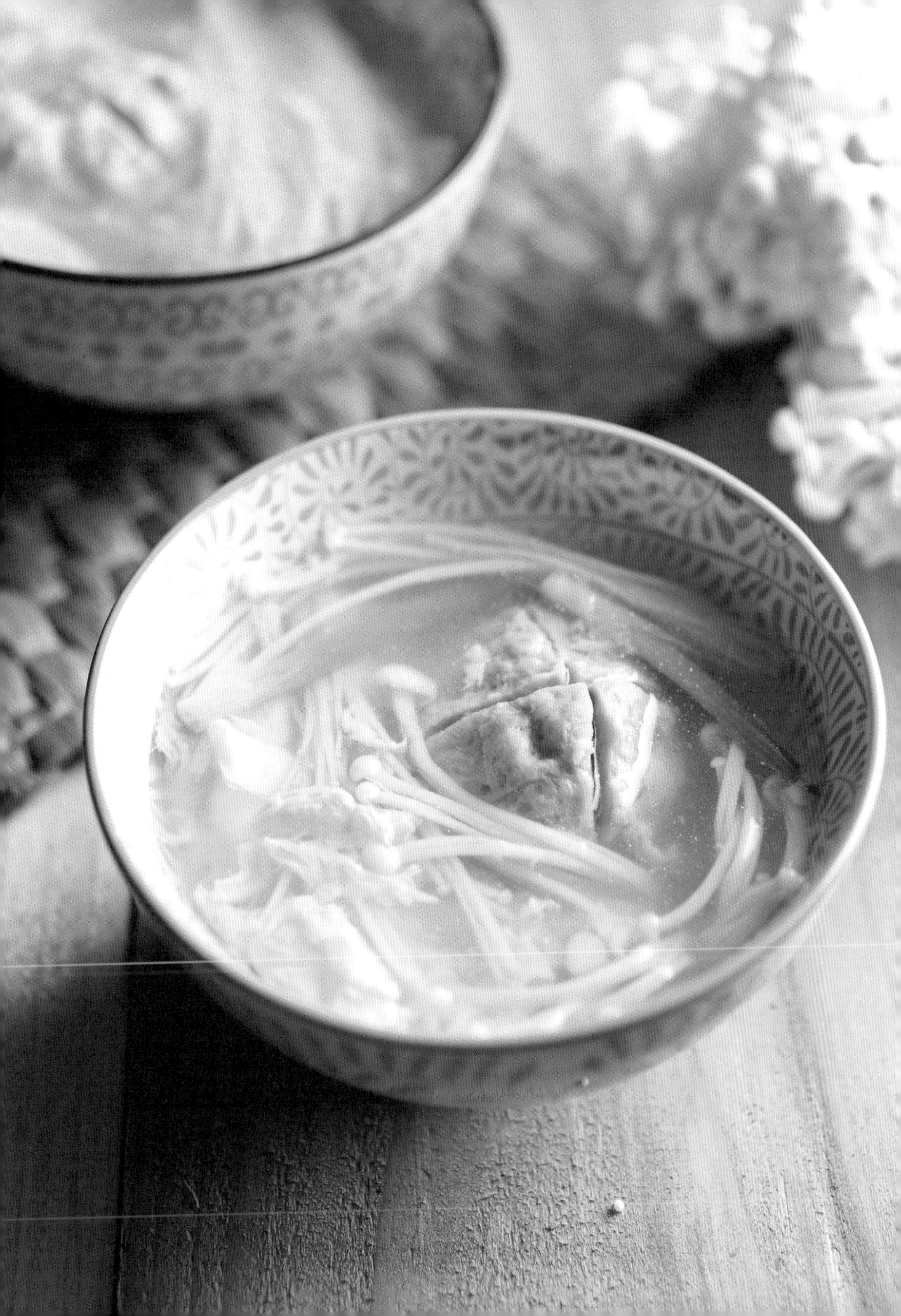

菠菜牛肉湯

女性補鐵必喝

食材

菠菜3～4根、牛肉8片、番茄1顆、鹽少許、薑絲少許、米酒少許、水2公升

作法

1. 菠菜洗淨切段。番茄切小塊。
2. 菠菜、牛肉、番茄、薑絲加適量的水共煮成湯，最後加少許的鹽、米酒調味後即可食用。

功效

補益脾胃，改善貧血。

說明

菠菜含鐵量豐富，可改善貧血。但是由於菠菜含有較多的草酸，易與鈣結合，因此，結石病患不宜多食。

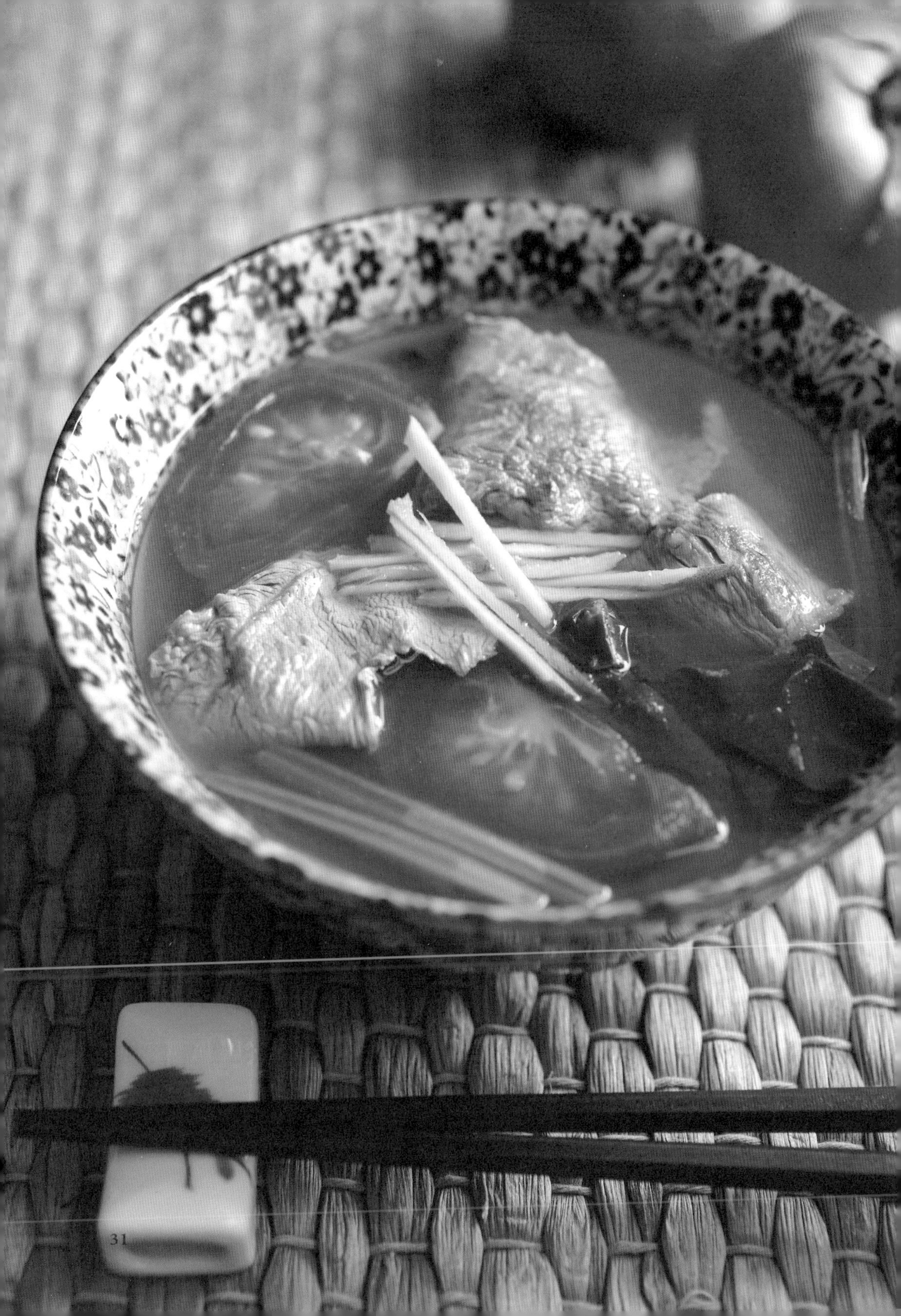

Chapter

1

養生是一輩子的事！
歡迎光臨體質診斷室

多吃蔬菜是老生常談，不過「如何吃」、「誰該吃」可是大學問！蔬菜需經過適當的搭配與料理，才能讓養分被人體消化吸收，被體內的器官、組織和細胞利用，提供所需能量並調節身體代謝。

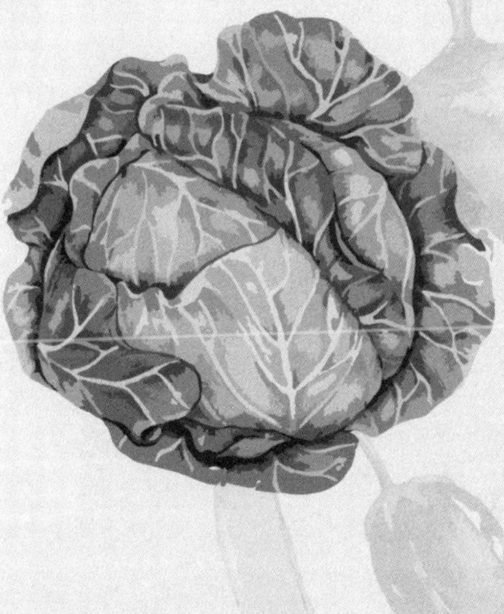

蔬菜和體質的相對論

大部分的蔬菜都偏屬寒涼性，只有少數的蔬菜是溫熱性的，我們將體質分成寒性體質和熱性體質，既然大部分的蔬菜都是寒涼的，那是不是寒性體質的人就不可以吃蔬菜了呢？其實虛寒體質的人還是可以吃蔬菜，因為有一些蔬菜生吃的時候是寒的，不過煮熟了之後性質轉變了，像白蘿蔔和蓮藕，生的時候是性寒，熟的時候是性溫。另一種方式是在烹煮蔬菜的時候加入蔥、大蒜、薑、辣椒一起烹煮，這些溫熱性的蔬菜與寒涼性的蔬菜一起烹煮，可降低蔬菜的寒涼性，又可調味，真是一舉兩得。所以體質虛寒的人，只要少生吃蔬菜（蔬菜沙拉）或不要一次喝太多蔬果汁，吃煮熟的蔬菜問題就不大了。

我們將體質概分熱性、寒性兩大類，您可依下面的簡易體質自我檢測表來進行檢測。若是熱性與寒性體質的項目都有打勾，則要看哪類被勾選的項目較多、哪種症狀較常出現，來判斷自己體質的熱、寒性。其實體質是複雜的，有時也會有寒熱夾雜的情形，這時可能就得請專業的中醫師來做體質判斷較準確。

檢測後如果是熱性體質的人，適合多吃各類蔬菜，少數溫熱性蔬菜則要少吃；如果是寒性體質的人，則適合多吃溫熱性及平性的蔬菜或烹煮過的蔬菜，生吃蔬菜（生菜沙拉）及喝蔬果汁則一次量不可太多。吃對了蔬菜，就不會造成身體不適，也才能達到利用蔬菜養生及治療疾病的目的。

其實每一種蔬菜所含的營養成分都不相同，任何一種蔬菜都有其營養價值，所以不管您的體質是偏寒還是偏熱，每一種蔬菜都可以攝取，寒性體質的人還是可以吃寒涼性蔬菜，只要不要吃過量即可。有一些蔬菜生吃的時候是寒的，不過煮熟了之後，性質轉變了，建議在烹煮蔬菜的時候加入蔥、大蒜、薑、辣椒，這些溫熱性的蔬菜與寒涼性的蔬菜一起烹煮，可降低蔬菜的寒涼性。蔬菜對熱性體質的人來說真是益處多多，因為蔬菜有清熱、生津、潤燥、通便、利尿的功效，對改善熱性體質的不適有很大的助益，所以應該多吃蔬菜。

熱性體質及寒性體質自我檢測表

	熱性體質	寒性體質
頭部	□頭部發熱、顏面潮紅	□貧血、臉色蒼白
五官	□眼睛布滿血絲	□頭部常暈眩
四肢	□身體容易上火發炎	□手腳冰冷
軀幹（胸腹部）	□容易緊張興奮、心跳速度快 □經常便祕	□低血壓 □常腹瀉、稀便
皮膚	□臉上、身上易長痘疹	□不容易長痘疹
泌尿生殖系統	□尿少而色黃 □婦女生理週期常提早 □女性分泌物濃而有異味	□尿多而色淡 □婦女生理週期常延遲 □女性分泌物稀稀水水的
綜合症狀	□常口乾舌燥 □不喜熱飲、嗜喝冷飲 □不喜吃熱性食物	□不易口渴、不愛喝水 □不喜冷飲、喜喝熱飲 □吃不得寒性食物

綜合症狀	
□喜歡說話，聲音又大又急 □汗味濃、有體臭 □體溫比別人高、容易流汗 □十分怕熱 □腺體亢進、代謝旺盛、容易餓 □容易煩躁不安、性急易怒 □舌苔較厚、顏色偏黃 □脈搏跳得又快又強	□講話有氣無力，不喜歡講話 □病後痊癒較慢 □不易流汗 □怕冷 □經常感冒、抵抗力差 □四肢無力、精神萎靡 □舌頭顏色淡紅、嘴唇無血色 □脈搏跳得較慢或較無力

蔬菜寒熱屬性表

屬性	蔬菜名稱
寒性蔬菜	小白菜、空心菜、蘆筍、竹筍、生蓮藕、生白蘿蔔、番茄、苦瓜、海帶、紫菜
涼性蔬菜	油菜、莧菜、芹菜、菠菜、萵苣、金針花、冬瓜、黃瓜、絲瓜、茄子、黃豆芽、綠豆芽、蘑菇
平性蔬菜	高麗菜、洋蔥、花椰菜、茼蒿、紅蘿蔔、馬鈴薯、山藥、芋頭、

平性蔬菜	地瓜、葫蘆瓜、蓮子、四季豆、豌豆、香菇、金針菇、黑木耳、白木耳、竹笙
溫熱性蔬菜	辣椒、大蒜、青蔥、香菜、生薑、韭菜、芥菜、大頭菜、南瓜

各種體質適合吃的蔬菜一覽表

屬性	蔬菜屬性	蔬菜名稱
熱性體質	寒涼	小白菜、空心菜、蘆筍、竹筍、生蓮藕、生白蘿蔔、番茄、苦瓜、海帶、紫菜、油菜、莧菜、芹菜、菠菜、萵苣、金針花、冬瓜、黃瓜、絲瓜、茄子、黃豆芽、綠豆芽、蘑菇
寒性體質	溫熱	辣椒、大蒜、青蔥、香菜、生薑、韭菜、芥菜、大頭菜、南瓜
所有體質	平性	高麗菜、洋蔥、花椰菜、茼蒿、紅蘿蔔、馬鈴薯、山藥、芋頭、地瓜、葫蘆瓜、蓮子、四季豆、豌豆、香菇、金針菇、黑木耳、白木耳、竹笙

吃蔬菜的十個提醒

Point 01

蔬菜大部分都比較「冷」，體質較虛寒的人是不是不能吃太多？

的確，大部分的蔬菜都偏屬寒性，只有少數的蔬菜是溫熱性的，不過虛寒體質的人還是可以吃蔬菜，因為有一些蔬菜生吃的時候是寒的，不過煮熟了之後，性質就會轉變；譬如白蘿蔔和蓮藕，生的時候是寒性，熟的時候是溫性；只有大蒜相反，生性熱，熟性溫。

解決蔬菜的性寒問題

常會有人問瓜果類比較冷嗎？瓜果類如白蘿蔔、苦瓜、冬瓜、大黃瓜、絲瓜及葫蘆瓜，的確屬於寒涼類蔬菜，所以寒性體質的人不可一次吃過量，或者必須加入蔥、大蒜、薑、辣椒一起烹煮就沒大問題了。這些溫熱性的蔬菜與寒涼性的蔬菜一起烹煮，可以降低蔬菜的寒涼性，又可作為調味，一舉兩得。所以體質虛寒的人，只要不生吃蔬菜或喝蔬果汁，吃煮熟的蔬菜，問題就不大了。而熱性體質的人，蔬菜對他們來說真是益處多多，因為蔬菜有清熱、生津、潤燥、通便、利尿的功效，對改善熱性體質的不適有很大的助益，所以應該多吃蔬菜。

Point 02

你的體質偏寒（冷底），不適合吃對蔬菜嗎？

其實每一種蔬菜所含的營養成分都不相同，任何一種蔬菜都有其營養價值，所以不管體質偏寒還是偏熱，每一種蔬菜都可以攝取，只是在份量上要注意。

我們將體質概分為熱性、寒性兩大類，如果是熱性體質的人，適合多吃各類蔬菜，少數溫熱性蔬菜則要少吃；如果是寒性體質的人，則適合多吃溫熱性及平性的蔬菜或烹煮過的蔬菜，生吃蔬菜（生菜沙拉）及喝蔬果汁則一次量不可太多。吃對了蔬菜，就不會造成身體不適，也才能達到利用蔬菜養生及治療疾病的目的。

Point 03

多吃蔬菜有益健康，因此大吃特吃沒有關係？

吃蔬菜有很多好處，因為它熱量低且有豐富的維生素和礦物質，又含水分和纖維，有利排便，幫助消化，所以多吃蔬菜會比少吃蔬菜來得健康；不過，適量的攝取才是正確的，吃太多反而沒辦法吸收那麼多。以下情況，必須特別注意：

1. **體質虛寒的人**：這類體質的人不可一次吃太多蔬菜，少生吃蔬菜或喝蔬果汁，可將蔬菜煮熟或加入蔥、蒜、薑一起烹煮，以降低蔬菜的寒涼性。

2. **消化不良、腸胃功能差的人**：不可一次吃太多蔬菜。蔬菜雖然富含膳食纖維可幫助消化，但若一次吃太多，也會造成腸胃負擔。況且有一些蔬菜粗纖維太多，粗纖維太多的蔬菜不好消化，腸胃功能差的人最好少吃粗纖維蔬菜。

3. **有些蔬菜不宜一次吃太多**：如豆類蔬菜（豌豆、四季豆）吃太多會脹氣；萵苣吃太多，會讓人頭昏目痛；金針花就算煮熟，也不宜一次吃太多，因為新鮮的金針花含有「秋水仙鹼毒素」，就算煮過也一定要先泡水一至兩小時，然後再用大火煮至熟透才可食用，隨意略炒就吃，很容易引發過敏。另外，乾金針花怕經過加工含有硫磺，食用後會造成食物中毒，凡是乾金針花最好能先用水泡一至兩小時後，再進行煮食，比較安全；而芋頭吃太多易腹脹胃痛；南瓜吃太多易腹脹；芫荽（香菜）吃多昏目耗氣；辣椒性熱，較刺激，吃多了會誘發痔瘡、胃痛、目紅。

Point 04

多吃蔬菜可以幫助消化，但是為什麼腸胃不好的人，吃某些蔬菜反而很難消化，吃了肚子會不舒服？

大部分的蔬菜都很好消化，但有一些蔬菜的纖維很粗，不好消化，腸胃不好的人不宜多食。這種纖維稱為「粗纖維」，與膳食纖維不同。以下為粗纖維較多的蔬菜。

Point
05

白蘿蔔比較冷，因此咳嗽時不能吃白蘿蔔？

白蘿蔔生食性寒，熟食性溫平，功效上可健胃消食，止咳化痰，利尿清熱。咳嗽尤其是寒咳時，的確不適合吃白蘿蔔或飲用鮮白蘿蔔汁，不過煮熟的白蘿蔔性質就沒那麼寒了，也可以加入肉類如羊肉一起烹煮來改善慢性咳嗽有痰。

咳嗽的類型有：寒咳、熱咳、乾咳、久咳等等；白蘿蔔適合咳痰時食用，

粗纖維蔬菜排行榜 TOP 10

排行榜	蔬菜	粗纖維（g/100g）
❶	高麗菜乾	8.0
❷	筍茸	6.4
❸	辣椒	4.5
❹	山芹菜	3.6
❺	梅乾菜	3.3
❻	白鳳菜	3.3
❼	香椿	2.8
❽	蘿蔔乾	2.7
❾	牛蒡	1.7
❿	醃漬嫩薑	1.5

此時咳嗽，痰微黃、痰稠，但並不適用於感冒風寒咳嗽、寒咳及乾咳。只要選對時機，咳嗽還是可以吃白蘿蔔的。

Point 06

紅蘿蔔和白蘿蔔都是蘿蔔，性質相似，只是顏色不同而已？

紅蘿蔔和白蘿蔔是完全不同的植物。

紅蘿蔔是傘形科植物胡蘿蔔的根，對腸胃和眼睛很好，可改善消化不良、腸胃積滯、夜盲症、角膜乾燥症。白蘿蔔則是十字花科植物萊菔的新鮮根莖，可利尿，治口渴，健胃消食，止咳化痰。

紅蘿蔔與白蘿蔔最好不要一起烹煮，因為紅蘿蔔中含有能夠破壞維生素C的酵素，會把白蘿蔔的維生素C破壞掉，所以煮白蘿蔔湯時盡量不加紅蘿蔔或僅加少量裝飾即可。

Point 07

番茄是蔬菜，還是水果？

許多人一想到番茄就直覺認為它是水果，因為它是果實，而且可以直接拿來吃，和水果一樣。

不過，它也常被當作蔬菜來烹調，從熱量的觀點來看，同樣100克的番茄與其它的水果相較時，番茄所含的糖類較低，熱量約為25大卡，與蔬菜的熱量相似。而番茄含豐富的果膠和膳食纖維，另有豐富的維生素C、E、B群、胡蘿蔔素、鐵及鈣，更重要的是有高量的茄紅素，烹調後更營養。

番茄營養價值高，生吃酸甜好吃，煮熟也很美味，所以是蔬菜也好，是水果也好，反正都對人體的健康很有幫助。

Point
08

哪些蔬菜的草酸含量較高，容易在體內形成結石？

菠菜、莧菜、空心菜，蔥頭等含草酸及植物酸量較高，易與鈣形成難以吸收的草酸鈣或植酸鈣結石。不過，在人體的代謝功能正常的情況下，並不容易形成結石，不用過度擔心，唯容易形成結石體質的人或有結石病史的人，才必須小心食用。

其它像是竹筍、洋蔥、茭白筍等的草酸也很高，需要特別注意。雖然芹菜中含有草酸，但因為芹菜還含有醋酸和少量丁酸，所以並不會影響鈣的吸收。骨質疏鬆或有關節疾病而服用鈣劑的人要特別注意，這些含高草酸的蔬菜必須與鈣劑錯開兩至三小時服用，或於飯前兩小時服用鈣劑，這樣才不會造成副作用。

含草酸量較高的蔬菜及其草酸含量 TOP 10

排行榜	蔬菜	草酸含量（g/100g）
❶	莧菜	1142
❷	菠菜	750
❸	鹹菜	733
❹	空心菜	691
❺	香椿	514
❻	野苦瓜嫩梢	459
❼	野莧	236
❽	黑甜菜	238
❾	山芹菜	222
❿	紅莧菜	191

Point
09

吃素的人平常大多是吃蔬菜和水果，會出現哪些營養素攝取不足的問題？

蔬菜水果熱量低，含有豐富的維生素、礦物質及纖維，對人體健康的幫助很大，但吃素者必須以「營養均衡」的方式來吃素，如果掌握營養注意事項，並以均衡的方式吃素，就不用擔心營養失衡對健康造成危害。

美國藥物食品檢驗局（FDA）的專家建議：長期素食者要留意微量營養素的攝取量是否足夠。素食者容易缺乏維生素B_{12}、維生素D和礦物質中的鐵、鋅、鈣。素食食品中含有較多量的草酸、植物酸（Phytic Acid），易與鐵、鋅、鎂等結合排出體外，造成營養缺乏，故應多注意食用以添加這些礦物質的食品或補充劑。

此外，長期素食者應注意食物的種類要愈多愈好，更要經常運動、多喝水、曬曬太陽，才會幫助身體更有效利用養分。

Point 10

β胡蘿蔔素的功效為何？哪一些蔬果β胡蘿蔔素的含量較高？

β胡蘿蔔素在體內可轉變為維生素A，多存在於有色蔬菜和水果之中。

β胡蘿蔔素在人體有三大生理功能，即保持正常視覺、保持上皮細胞健全和提高人體的免疫力。藥理研究證明，β胡蘿蔔素有降低血糖的作用。

另外，它還是一種抗氧化劑，具有解毒作用，是維護人體健康不可缺少的營養素。最近的研究更發現，β胡蘿蔔素對吸菸引起的血液中高尼古丁具有降解的作用。

β 胡蘿蔔素蔬果含量排行榜 Top 10

排行榜	蔬菜	β 胡蘿蔔素含量（μg/100g）
❶	紅薯（烤）	11509
❷	胡蘿蔔（熟） 胡蘿蔔（生）	8332 4130
❸	菠菜（熟） 菠菜（生）	6288 2920
❹	胡桃（熟）	4570
❺	芹菜	2930
❻	甜瓜	2020
❼	紅辣椒	1624
❽	杏乾	2163
❾	紫菜	1370
❿	豌豆	1250

Note
01

吃菜要注意！常見蔬菜的飲食備忘

芹菜

1. 芹菜葉中所含維生素C和胡蘿蔔素比芹菜莖更多，但因芹菜葉較苦，可先將芹菜葉在滾水中燙一下，去除苦味，再調味涼拌食用，別具風味。
2. 雖然芹菜中含有草酸，但因為芹菜還含有醋酸和少量丁酸，所以並不影響鈣的吸收。
3. 芹菜雖然可以降血壓，但鈉含量亦高，如果天天吃，吃過量反而會引起血壓上升，所以適量即可。
4. 易腹瀉的人不宜多食。

Note 02

菠菜

1. 菠菜含有較多的草酸，很容易與高鈣食物同食後，形成草酸鈣造成結石，故菠菜要避免接觸豆腐、豆製品、黑芝麻、優酪乳、蝦米、海帶……等含鈣較高的食物，不要在一餐中或短時間內同時吃到，尤其是已患有結石的人，最好避開勿吃。骨質疏鬆或有關節疾病而服用鈣劑的人要注意，這些含高草酸的蔬菜必須與鈣劑錯開三至四小時服用，或於飯前兩小時服用鈣劑，這樣才不會造成結石作用。不過正常情況下，人體的代謝功能正常時，並不容易形成結石，不用過度擔心，唯容易形成結石體質的人或有結石病史的人才必須小心食用。

2. 菠菜不宜與韭菜同食，同食易引起腹瀉。

Note 03

金針花

1. 新鮮的金針花，因含有「秋水仙鹼毒素」，經腸胃吸收就成為有毒的氧化二秋水仙鹼，生食會引起腹痛、腹瀉、噁心嘔吐……等過敏症狀，嚴重時會發生血尿及尿閉的症狀，故絕對不能生食。若要炒新鮮的金針花來吃，一定要先泡水一至兩小時，然後再用大火煮至熟透才可進食，隨意略炒就吃，很容易引發過敏。

2. 鮮豔金黃色的乾金針花，恐有硫磺加工，食用後會造成食物中毒，故凡是乾金針花最好能先用水泡一至兩小時後再進行煮食，比較安全。

Note
04

白蘿蔔

1. 白蘿蔔性寒涼，脾胃虛寒者、胃及十二指腸潰瘍、慢性胃炎、單純甲狀腺腫……等患者均不宜多食。
2. 白蘿蔔容易在人體產生硫酸鹽，經代謝之後會製造出抑制甲狀腺作用的物質。白蘿蔔的抑制甲狀腺作用物質與橘子所含的黃酮物質作用後，容易導致甲狀腺腫，故白蘿蔔不宜與橘子一同食用。
3. 白蘿蔔會影響中藥的藥效，特別是吃含有人參、何首烏、地黃……等中藥時，要避食白蘿蔔。
4. 白蘿蔔可止咳化痰，適合咳痰時食用，但不適合感受風寒、寒咳或乾咳時食用。
5. 蘿蔔製成蘿蔔乾後，粗纖維比例會增高，因此纖維較粗，不好咬爛，吃太多也較不易消化喔！

Note 05

竹筍

1. 竹筍性偏寒涼，體弱多病、消化不良者不宜多食。月經期間及坐月子時都不宜多食。竹筍含有較多的草酸，泌尿系統結石的患者不宜多吃。
2. 竹筍和各類發芽的菜類，傳統屬於發物，所以各種皮膚炎的患者也盡量少吃竹筍，異位性皮膚炎的人特別要注意！
3. 骨頭酸痛的人要避免吃竹筍，以免讓身體循環代謝更弱，氣血更不通順。

Note 06

馬鈴薯

1. 馬鈴薯發芽後會產生大量的「龍葵素」，尤其在芽眼周圍含量最高，馬鈴薯的表皮變綠，也含有龍葵素，切忌吃到含有「龍葵素」的馬鈴薯，否則會引發噁心、嘔吐、腹瀉、甚至昏迷，故凡是發芽的馬鈴薯千萬不要買。
2. 炸薯條或洋芋片因為是使用油炸的方式烹調，所以熱量會提高，以一份68克的速食店薯條來看：熱量330卡、蛋白質4公克、糖類41公克、脂肪17公克、鈉160毫克，實在不可不注意。
3. 馬鈴薯皮含有豐富的礦物質，尤其是鉀元素，還有大量的維生素C，所以烹煮馬鈴薯時，盡量保留皮一起煮。

Note
07

山藥

1. 山藥具有收斂的作用，便祕或排便不順者不可吃，否則便祕會更嚴重。
2. 感冒、火氣大的人也不宜多食。

Note
08

芋頭

1. 芋頭的黏液會刺激咽喉黏膜，可能使咳嗽加劇以及生痰更多，所以咳嗽有痰者不宜吃。
2. 芋頭獨特的黏液會使手掌紅腫發癢，但有效的藥用成分就在黏液上，故烹煮前不要故意洗掉黏液。若要避免芋頭讓手發麻，手和芋頭用鹽水浸過就可改善。但過敏體質者最好少吃，否則容易引起皮膚潮紅，出疹搔癢，噁心嘔吐，腹痛腹瀉。
3. 甘藷類食物（地瓜、芋頭、紅薯）不能與柿子同食，因為這類富含澱粉的塊根類食物與柿子同食會使胃酸升高，亦會和柿子的單寧酸結合成不容易溶解的硬塊。
4. 芋頭本身不可一次吃太多否則容易腹痛、腹脹。

Note 09

茄子

1. 茄子性涼滑，脾胃虛寒不宜多吃，婦女經期前後也要盡量少吃，過老熟的茄子食後會中毒，不可進食。
2. 茄子含有誘發過敏的成分，多吃會使人神經不安定，過敏體質者避吃。
3. 茄子不宜與黑豆或蟹同食。

Note 10

番茄

1. 未成熟的番茄含有大量番茄鹼，大量進食青番茄後，會引發咽喉麻癢、胃部灼痛、胃腸發炎等症狀，故番茄必須買熟透的、全紅的，比較安全。
2. 番茄最好不要空腹吃，因為番茄中含有大量的膠質、柿膠酚等物質，這些物質會和胃酸發生化學反應，並凝結成不容易溶解的塊狀物，因而堵住胃的出口，使胃內壓力升高，造成胃的擴張，進而產生胃脹痛。
3. 番茄性微寒，脾胃虛寒者最好少生吃，吃煮熟的較好。煮熟的番茄茄紅素含量會上升。

Note 11

四季豆

1. 四季豆含有硝酸鹽，如果放太久或是沒有煮熟，容易讓人產生頭痛、噁心等症狀，所以食用前一定要煮熟。
2. 豆類吃過量容易脹氣，所以胃炎、胃潰瘍患者要少吃一點。
3. 四季豆的蛋白質和非必需胺基酸含量較多，腎臟病、痛風患者要少吃。

Note 12

蘆筍

1. 綠蘆筍的維生素A高於白蘆筍。
2. 含普林量高，痛風患者宜少吃。
3. 蘆筍作成沙拉時，淋上油脂調製成的沙拉醬，可幫助維生素A的吸收。

Note 13

韭菜

1. 韭菜屬於溫熱性，吃過量會神昏目眩，喝酒前後不要吃韭菜，因酒屬濕熱之品，若再配上韭菜就會使熱勢加重。
2. 患有風熱型感冒、上火發炎、麻疹、肺結核、便祕、痔瘡、目疾……等等病患，不宜食用。

3. 韭菜的纖維特別粗，有消化道疾病或消化不良者，不可一次吃太多，否則會腹脹難過。
4. 韭菜不宜與桑葚同食，否則會引起腹痛下痢。

Note 14

蔥

1. 感冒汗出多者，不可再吃蔥或喝蔥湯。
2. 狐臭患者不宜食用。
3. 因其性辛散，故有眼疾的人不宜多食。

Note 15

蒜

1. 生蒜性熱，刺激性強。火氣大、胃痛、口齒喉舌腫痛者，不可多吃。
2. 《本草綱目》：「久食損人目。」
3. 不可與大棗（紅棗、黑棗）同食，否則會發生頭部不適的現象。
4. 大蒜不可和芒果同食，否則皮膚容易過敏。這是因為芒果含過敏成分：單烴基苯、二烴基苯、醛酸。

Note 16

薑

1. 薑只要有一部分爛掉，便要整個丟棄，不可只將爛掉部分切除，留下好的部分用，因當生薑腐爛時，薑內便會產生很強的「黃樟素」，黃樟素吃進體內，會嚴重影響健康，故只要薑一有腐爛，便要丟棄，不要因小失大。
2. 若薑稍微出芽並沒有關係，可以安心食用。而馬鈴薯出芽則不可食用。
3. 醃漬嫩薑所含的粗纖維多，較不易咀嚼咬爛。

Note 17

辣椒

1. 性熱，刺激性強，吃多了可誘發痔瘡、胃痛、齒痛、咽喉腫、目紅。平素不喜食辣者及火氣大的人不可多食。
2. 辣椒所含的粗纖維多，較不易咀嚼咬爛。
3. 氣管炎咳嗽、消化性潰瘍的人不宜多食。

吃蔬菜要避開的配食地雷

紅蘿蔔 ↓↑ 白蘿蔔

紅蘿蔔與白蘿蔔不要一起煮。因為，紅蘿蔔中含有能夠破壞維生素C的酵素，會把白蘿蔔中的維生素C破壞掉。

白蘿蔔 ↓↑ 橘子

白蘿蔔食後會在人體產生硫酸鹽，經代謝之後會製造出抑制甲狀腺作用的物質。白蘿蔔的抑制甲狀腺作用物質與橘子所含的黃酮物質作用後，容易導致甲狀腺腫，故白蘿蔔不宜與橘子一同食用。

白蘿蔔 ↓↑ 中藥

白蘿蔔會影響中藥的藥效，特別是吃含有人參、何首烏、地黃等中藥時，要避食白蘿蔔。

香菜 ↓↑ 中藥

服補藥食不可吃香菜，香菜不可和中藥的白朮、牡丹皮搭配食用，否則補性會降低。

地瓜、芋頭、紅薯 ↓↑ 柿子

甘藷類食物（地瓜、芋頭、紅薯）不能與柿子同食，因為這類富含澱粉的塊根食物與柿子同食會使胃酸升高，亦會和柿子的單寧酸結合成不容易溶解的硬塊。

茄子 ↓↑ 蟹

茄子有誘發過敏的成分，吃多了會使人神經不安定，有過敏體質的人，不宜過量食用。尤其不宜與蟹同食。

韭菜↓↑酒

韭菜屬於溫熱性，吃過量會神昏目眩，喝酒前後不要吃韭菜，因酒屬濕熱之品，若再配上韭菜就會使熱勢加重。

韭菜↓↑桑葚

韭菜不宜與桑葚同食，否則會引起腹痛下痢。

韭菜↓↑菠菜

韭菜不宜與菠菜同食，同食易引起腹瀉。

菠菜、莧菜↓↑豆腐或鈣片

菠菜及莧菜含有較多的草酸，很容易與高鈣食物同食後，形成草酸鈣造成結石，故吃菠菜時要避免接觸豆腐、豆製品、黑芝麻、優酪乳、蝦米、海帶……等含鈣較高的食物，不要在一餐中或短時間內同時吃到，尤其是已患有結石的人，最好避開勿吃。骨質疏鬆或有關節疾病而服用鈣劑的人要注意，這些含高草酸的蔬菜必須與鈣劑錯開三至四小時服用，或於飯前兩小時服用鈣劑，這樣才不會造成作用。不過正常情況下，人體的代謝功能正常時，並不容易形成結石，不用過度擔心，唯容易形成結石體質的人或有結石病史的人才必須小心食用。

大蒜 ↓↑ 大棗（紅棗、黑棗）

大蒜不可與大棗（紅棗．黑棗）同食，否則會發生頭部不適的現象。

大蒜 ↓↑ 芒果

大蒜不可和芒果同食，否則皮膚容易過敏。這是因為芒果含過敏成分：單烴基苯、二烴基苯、醛酸。

蔬菜的營養及功效

Point 01

你攝取了哪些營養？

蔬菜的熱量和蛋白質的含量不高，但是維生素、胡蘿素及鈣、鐵等礦物質的含量豐富，同時蔬菜含有較多的纖維和水分，可刺激腸道的蠕動及幫助消化，因此在日常飲食中扮演相當重要角色。

依據蔬菜的品種和部位的不同，所含的營養成分有些不同，因此在功效上也會有不同，下面將蔬菜大致分成莖葉類、塊根類、瓜果類、豆類、菌藻類及溫熱性蔬菜等六大類，一一解說主要營養：莖葉類蔬菜主要含維生素B_2、維生素C、胡蘿蔔素，鈣、鐵、鎂等礦物質；塊根類主要含有澱粉及蛋白質；瓜類主要含有碳水化合物、維生素C和胡蘿蔔素；豆類主要含有蛋白質、碳水化合物、維生素和礦物質；菌藻類主要含有蛋白質和微量

元素。（見64頁蔬菜種類、營養成分及功效一覽表）

溫熱性蔬菜是將各類蔬菜中性味溫熱者，特別挑選出來介紹，由於食用部位各不相同，所以主要成分亦不相同，不過在中醫層面有其相似的地方。

蔬菜所含的營養素對人體健康的優點很多，歸納如下：

1. 含豐富的維生素、礦物質和微量元素，對人體的健康幫助很大。
2. 熱量低，較不會肥胖。
3. 纖維可促進腸蠕動，有利排便。
4. 屬鹼性食物，對肉類的酸性可起中和作用。
5. 可淨化血液，降低血脂，預防心血管疾病。

Point 02

吃蔬菜好處多——蔬菜的效用？

蔬菜在很早以前就有記載了，早在《內經》中就有「五穀為養，五果為助，五畜為益，五菜為充」之說，說明了蔬菜可以補充穀類、水果、禽畜之不足。而所謂的五菜，在李時珍的《本草綱目》中記載：「凡草木之可茹者謂之菜，韭、薤、葵、蔥、藿，五菜也。」

在許多醫書中，如明代李時珍的《本草綱目》中就記載了許多入藥的菜，唐代孟詵所著《食療本草》也記載了許多蔬菜的保養和治療作用。大多數蔬菜性屬寒涼，以清熱除煩、通便利尿、化痰止咳、涼血解毒等功能最為多見，而僅有少數蔬菜是溫熱性的，我們另外列出來介紹。莖葉類的蔬菜多可清熱、通便、利尿；塊根類蔬菜中的馬鈴薯、地瓜、芋頭可益氣健脾補虛，亦可當食糧；海產類蔬菜中的紫菜、海帶可軟堅化結（軟化腫塊）；而溫熱性蔬菜中的蔥、薑則可散寒祛風，溫暖身體。所以各種蔬菜皆有其保健及食療的作用，可不能小看。

蔬菜種類、營養成分及功效一覽表

分類	名稱	營養成分	功效
莖葉類蔬菜	小白菜、油菜、芹菜、高麗菜、洋蔥、莧菜、空心菜、萵苣、茼蒿、花椰菜、菠菜、蘆筍、金針花、筍	維生素B與C、胡蘿蔔素、鈣、鐵、鎂等礦物質	清熱 通便 利尿

塊根類蔬菜	塊根類：胡蘿蔔、白蘿蔔、蓮藕	維生素、胡蘿蔔素、澱粉	清熱生津潤燥
	薯芋頭：馬鈴薯、山藥、芋頭、地瓜	澱粉	益氣、健脾、補虛亦可當食糧
瓜果類蔬菜	冬瓜、黃瓜、葫蘆瓜、絲瓜、苦瓜、茄子、番茄、蓮子	碳水化合物、維生素C、胡蘿蔔素	清熱生津潤燥
豆類蔬菜	黃豆芽、綠豆芽、豌豆、四季豆	蛋白質、碳水化合物、維生素、礦物質	化濕利水
菌藻類蔬菜	菇蕈、木耳、香菇、蘑菇、金針菇、黑木耳、白木耳、竹笙、草菇、杏鮑菇	蛋白質、微量元素	養胃潤肺
	海菜類：海帶、紫菜	碘、鈣、鉀等礦物質、蛋白質	軟堅化結（軟化腫塊）

溫熱性蔬菜	韭菜、蔥、大蒜、香菜、薑、辣椒、芥菜、大頭菜、南瓜	溫熱性蔬菜是將各類蔬菜中性味溫熱者，特別挑選出來作介紹，由於食用部位各不相同，所以主要成分亦不相同，不過在中醫層面有其相似的地方	發散風寒 溫暖身體 供調味用

Point
03

下鍋前的準備——蔬菜烹調注意事項？

一．烹調時選用新鮮蔬菜

新鮮蔬菜水分充足、營養素含量高。不少蔬菜皮裡有較高的維生素含量，所以對於能帶皮吃的蔬菜，盡量不要去皮，或是皮不要去得太乾淨。任何蔬菜都必須趁著新鮮的時候食用，以獲得最好的營養素，不過要注意的是，任何蔬菜都要充分洗淨以去除農藥的汙染。

二．蔬菜要現洗、現煮、現吃

蔬菜切好了就下鍋烹煮，不要把切好的蔬菜放太久才煮；也不要先洗好切好放在冰箱，過些時候才拿出來煮，這樣比較不能保鮮，也由於切過的菜，切口的部位容易和空氣接觸，使菜中的營養成分發生氧化，或產生亞硝酸鹽，有害人體。另外，煮好的蔬菜也要盡快吃完，若再次加熱則較不新鮮且營養成分會流失，口感也會變差。

三．煮菜的時間不可過長

煮菜宜大火快炒，加熱時間不可過長，這樣才可保留蔬菜鮮度與營養素。所以烹煮蔬菜是一件簡單的事情，因為不必費事慢燉，也不用油炸，只需簡單的炒一炒或煮湯，省時又方便。

四．生菜或涼拌菜要注意衛生

要食用生鮮青菜或做涼拌菜時，注意蔬菜一定要新鮮，不可有腐敗。清洗乾淨除去汙染，或可用開水燙過。所用的刀、砧板及雙手應確實保持清潔無菌。可加一點醋或蒜泥，這樣既可調味又可殺菌。

有機蔬菜比較健康？

Issue 01

什麼是有機蔬菜？

有機蔬菜是指來自於有機農業生產體系，根據國際有機農業的生產技術標準生產出來的，經獨立的有機食品認證機構認證允許使用有機食品標誌的蔬菜。從生長到採摘、運輸、銷售最終到消費者手裡的過程中完全不使用農藥、化肥、生長調節劑等化學物質，不使用基因工程技術，沒有經過任何加工工藝、食品添加，也沒有殘留農藥的危害的蔬菜。

經驗證通過的國產有機農產品，產品上應有 CAS 台灣有機農產品標章與驗證機構標章，進口產品則需經審查合格及標示有機標示同意文件字號。

另外，「無毒」則範圍較廣，原則上仍應比照有機栽培方法，生產沒有化學藥劑殘留的農漁畜產業，但由於未經驗證單位認證，因此沒有標章。

Issue
02

有機就沒有農藥殘留？

有機蔬菜還是會有農藥殘留，大家千萬不要以為買有機食物就不會有農藥殘留，隨便洗一洗就拿去煮，因為這些食物還是會有農藥和細菌，而且有機蔬菜並不等於沒有農藥殘留，有機農產品的規範裡都承認低劑量的、合理的農藥殘留範圍，因為很遺憾的是，地球幾乎百分之百都已經被污染了，就算執行有機耕種，還是很難達到百分之百的零農藥殘留。此外，也不要以為蔬菜長的醜或有蟲咬就沒有農藥殘留喔！即便是土地廣大、設置隔離帶比較容易的美國，仍然不敢訂下零檢出的政策，而訂出「有機農業農藥殘留量為安全值的5％」的規範，這才是符合現實可行的做法。

Issue
03

有機蔬菜比一般蔬菜營養？

目前並沒有科學證明「有機蔬菜比傳統種植的蔬菜還要營養」，有機蔬菜的農藥殘留的確比一般種植的還要少，但很多研究去比較有機蔬菜和一般蔬菜的營養價值，結果發現有機蔬菜含有的礦物質、維生素並沒有比一般蔬菜多。偶爾可能會有一兩篇論文指出，某種植物在有機耕種之後口感會變比較好，某種礦物質含量也會變比較多，但是沒有辦法全認定有機耕種的蔬果的營養價值比較高。不過，有機食物所含的不好物質如農藥、抗生素、硝酸鹽較少，部分有益健康的物質較多，顯示吃有機確實對維持身體健康有益。

Issue
04

有機蔬果都一定看起來比較醜嗎？

有機蔬果不可以噴灑化學農藥或肥料，給我們的印象總是有蟲蛀，又長得比較醜，有時候長得太漂亮，我們還會懷疑是不是被騙了！

有機農產品栽種過程中，如果確實掌握適當的種植時間，利用生物科技預防蟲害，甚至採收後的儲存或運送都能適時保護農產品外觀，有機農產品也是可以長得美美的。而且有機蔬菜以蟲孔多寡作為評斷標準是不可信的，用錯肥料或種植方式錯誤也都可能出現蟲害，不是蟲吃過就代表沒有使用農藥，農藥是否殘留是無法以外觀來判定的，還是需要經過檢測！

Issue
05

有機蔬菜就可以不用洗？

有機耕種不可以使用合成肥料，但是它可以用有機肥料，所謂的有機肥料其實就是動物的大便，所以如果不洗乾淨的話，就很有可能會吃到大便！所以大家不要以為買到有機的菜，只要隨便洗洗就好了，除了可能會吃到菜蟲以外，還可能會吃到微量的農藥和大便。

Issue
06

攝取低劑量農藥會危害身體健康？

研究顯示，長期低劑量農藥接觸會對人體產生負面影響，例如，呼吸困難、記憶障礙、皮膚病症、抑鬱症、流產、出生缺陷以及癌症和神經系統疾病，如帕金森氏病。另一項具有全美國代表性的研究提出，長期低劑量農藥接觸在兒童中引發多動症的可能性。農藥對胎兒、兒童、孕婦及於生育年齡的女性具有最高風險，尤其對於關鍵成長期的小孩影響特別大，如胎兒發育期、嬰兒期、童年早期或青春期。

一般來說，如果長期暴露在高濃度的殺蟲劑殘留下，就會影響生殖能力，少量吃進低濃度是不會有什麼嚴重影響，所以民眾可不必太過慌張，不過長時間低劑量吃進還是必須盡量避免。美國科學家發現有一種農藥叫做「毒死蜱」，這種農藥會影響小朋友的腦部和行為，如果你家中有小朋友，或是你真的很擔心身體健康，那買了蔬菜以後一定要清洗乾淨，因為我們無法知道他們到底用了什麼樣的農藥，而人腦對於殺蟲劑會比較敏感一點。

Issue 07

哪些蔬果比較不會有農藥殘留？

在美國有一個民間機構叫做「Environmental Working Group」，每年都會抽查市面上的農產品，二〇一八年從最高到最低的農藥殘留食物為草莓、菠菜、杏桃、蘋果、葡萄、水蜜桃、櫻桃、梨子、番茄、芹菜、馬鈴薯和甜椒，其中高達98％的草莓、菠菜、桃子、櫻桃和蘋果都含有1種以上的農藥殘留，而且草莓是最恐怖的，可以多達20種。

另外，最不容易找到農藥殘留的蔬果則是酪梨、玉米、鳳梨、包心菜、洋蔥、甜豌豆、木瓜、蘆筍、芒果、茄子、哈密瓜、奇異果、甜瓜和白／綠花椰菜。似乎只要是有外皮包裹的蔬果就比較不會有農藥殘留。

Chapter

2

中西合璧強強的，52種常見蔬菜百科

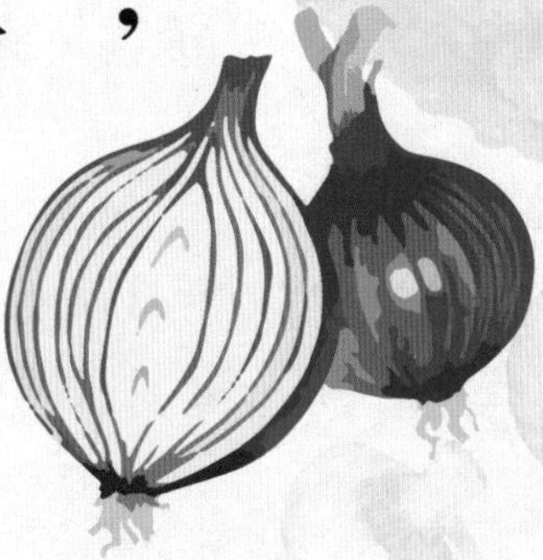

蔬菜和其它食物一樣，隱藏各種密碼，透過本章內容可讓讀者解開各種蔬菜密碼，利用不同蔬菜的性味、功用、禁忌和營養成分，選擇適合自己體質的蔬菜，達到調理身體的目的。

52種常見
蔬菜百科

莖葉類蔬菜

食用部位

柄莖、葉

營養

主要含維生素 B_2、C、胡蘿蔔素，
鈣、鐵、鎂等礦物質

中醫療效

清熱、通便、利尿的作用

莖葉類蔬菜家族

小白菜、油菜、高麗菜、花椰菜、
芹菜、空心菜、莧菜、菠菜、茼蒿、萵苣、金針花、
洋蔥、筍、蘆筍

01 小白菜

性味 性微寒，味甘。

來源 十字花科植物白菜及其變種的幼株，體小，葉片窄，莖向外散長者為小白菜。

功用

1. 小白菜含膳食纖維較多，可以促進腸壁的蠕動，幫助消化，防止大便乾燥。
2. 小白菜中含豐富礦物質及微量元素「鉬」，可以抑制人體亞硝酸胺（致癌物質）的吸收和合成，因此有較好的抗癌作用。
3. 生白菜汁加水煮沸後飲用，對於嬰幼兒口唇乾紅，眼瞼發紅，多生眼屎有幫助。
4. 含有豐富的鈣質及微量元素鐵、錳、銅、硒等，對抗衰老及神經功能的穩定有幫助。
5. 有利尿作用。
6. 能舒緩緊繃的情緒，平緩思緒。
7. 可清熱除煩，解渴生津。

禁忌

1. 體質虛寒、手腳易冰冷者不宜多食。
2. 煮食時宜加老薑，可防寒氣，與肉類同煮也可把寒性減弱。
3. 病蟲害的問題，讓小白菜常殘留有許多農藥，食用時要注意清洗乾淨。

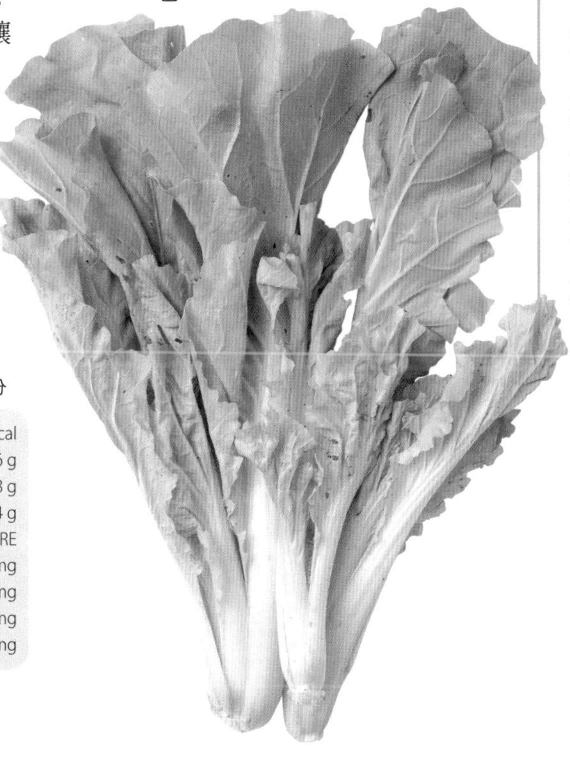

每 100g 所含營養成分

熱量	13 kcal
水分	96 g
膳食纖維	1.8 g
粗纖維	0.4 g
維生素 A 效力	236.7 RE
維生素 C	40 mg
鉀	240 mg
鈣	106 mg
鐵	1.4 mg

02 油菜

性味　性涼，味辛。

來源　十字花科植物油菜的嫩莖葉。

功用

1. 改善老人脾胃虛弱。
2. 適合老年人高血壓、冠心病及肥胖症者食用。
3. 具有清熱解毒、散血消腫的功效，對口腔潰瘍、牙齦出血等有一定食療作用。
4. 可活血祛瘀，改善婦女血瘀型痛經。

禁忌

油菜炒食稍具苦味，不過食之可開胃。

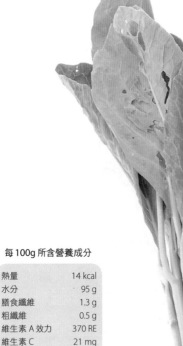

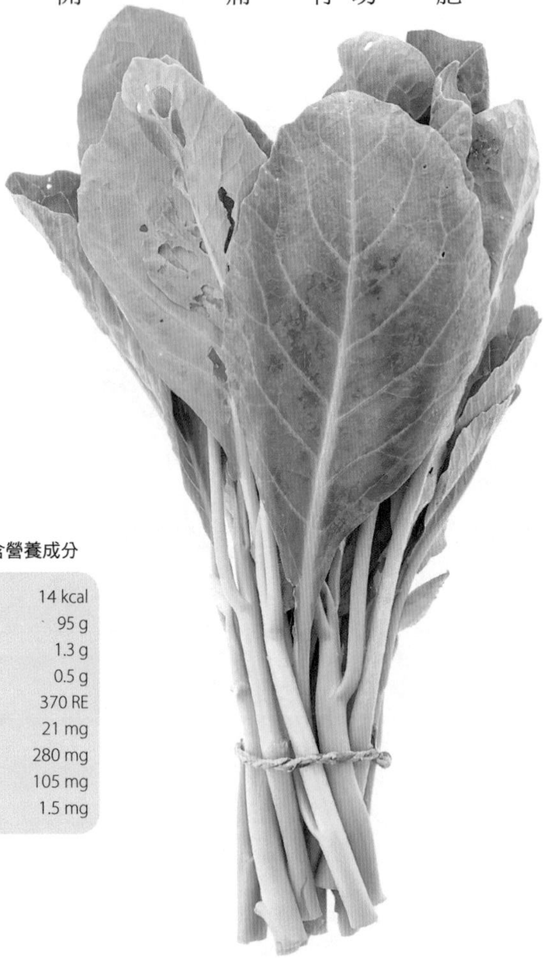

每100g所含營養成分

熱量	14 kcal
水分	95 g
膳食纖維	1.3 g
粗纖維	0.5 g
維生素A效力	370 RE
維生素C	21 mg
鉀	280 mg
鈣	105 mg
鐵	1.5 mg

03 莧菜

紅莧菜

性味　性涼，味甘微苦。

來源　莧科植物莧的莖葉。

功用

1. 對尿道炎有幫助，也有利尿的效果。
2. 對甲狀腺腫大有幫助。
3. 因為有抗炎的作用，故對急性腸胃炎及咽喉炎有幫助。
4. 有通便的作用。

禁忌

1. 脾胃功能差的人不宜多食。
2. 莧菜含草酸量高，結石病患要小心食用，不過正常人沒有一次大量食用的話，不用過度擔心。

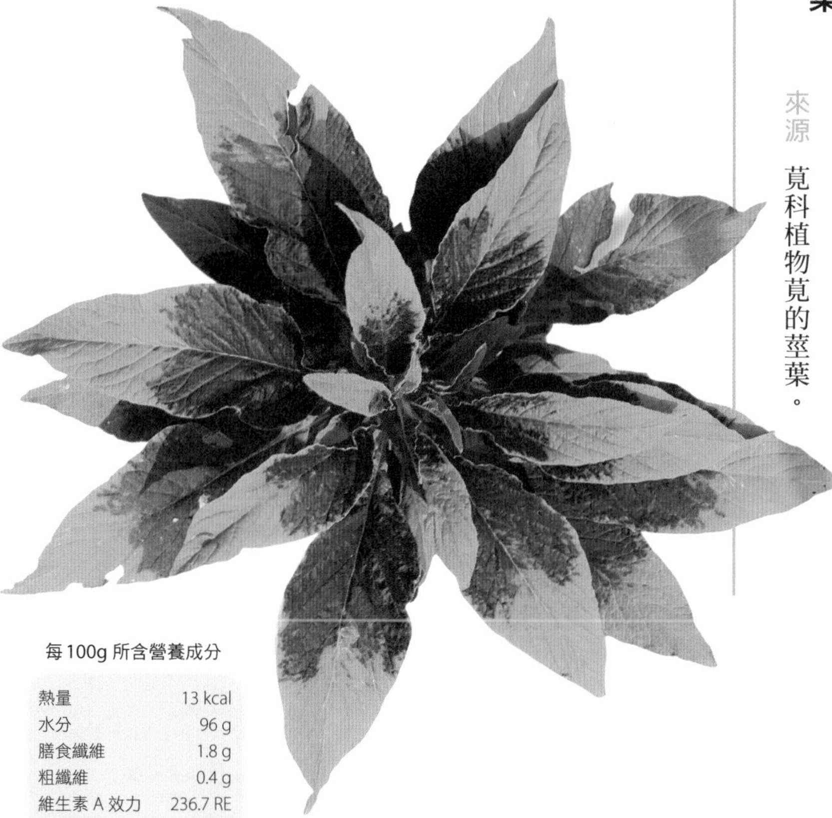

每100g所含營養成分

熱量	13 kcal
水分	96 g
膳食纖維	1.8 g
粗纖維	0.4 g
維生素A效力	236.7 RE
維生素C	40 mg
鉀	240 mg
鈣	106 mg
鐵	1.4 mg

04 空心菜

蕹菜

性味 性寒，味甘、淡。

來源 旋花科植物空心菜（蕹菜）的莖葉。

功用

1. 可用於小便不利，對於泌尿道感染所引起的尿道不適感，如刺痛、頻尿的症狀可緩解之。
2. 可清腸胃，潤腸通便，緩解口臭及大便乾燥。
3. 空心菜中粗纖維的含量豐富，由纖維素、半纖維素、木質素、膠漿及果膠等組成，具有促進腸蠕動，通便解毒作用。
4. 能改善糖尿病人的症狀，如口渴、尿多等症。
5. 有涼血作用，可改善皮膚潰瘍、痘疹。

禁忌

1. 性寒，故腸胃不好、容易腹瀉的人不宜多食。
2. 空心菜含草酸量高，結石病患要小心食用，不過正常人沒有一次大量食用的話，不用過度擔心。

每100g所含營養成分

熱量	24 kcal
水分	93 g
膳食纖維	2.1 g
粗纖維	0.8 g
維生素A效力	378.3 RE
維生素C	14 mg
鉀	440 mg
鈣	78 mg
鐵	1.5 mg

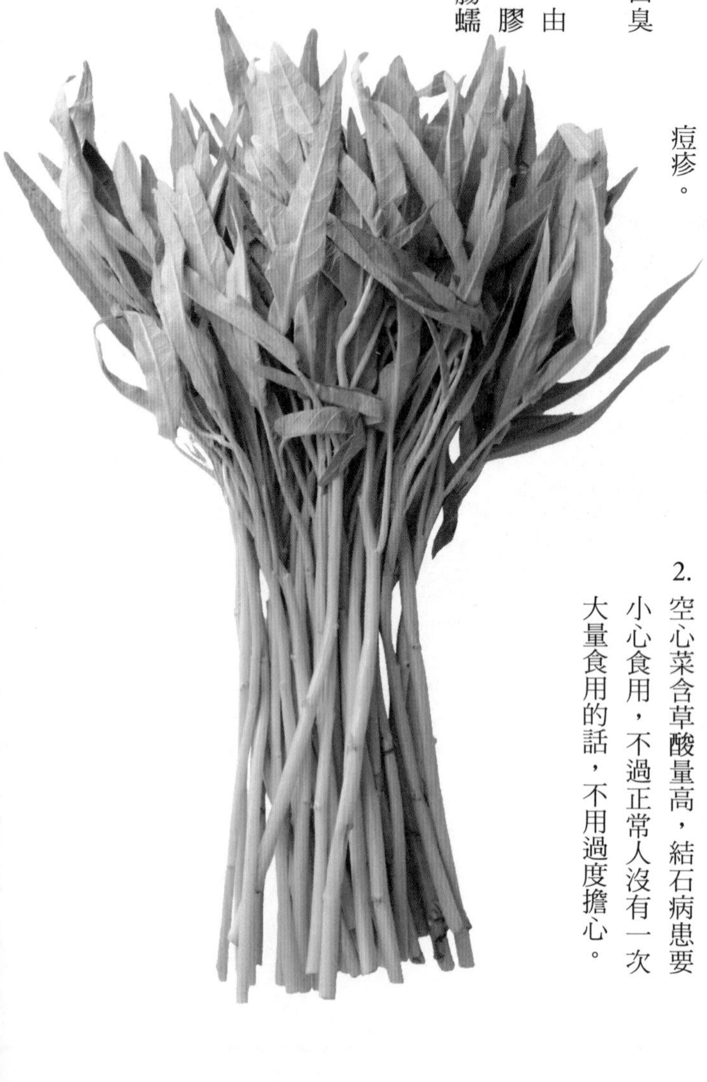

05 高麗菜

包心菜、捲心菜、甘藍菜

性味 性平，味甘。

來源 十字花科植物甘藍的莖葉。

功用

1. 補腎強骨、填髓健腦，對小兒發育遲緩或久病體虛，四肢無力有一定的助益。
2. 健胃止痛，對胃痛、腹脹、食欲減退及胃或十二指腸潰瘍有幫助。
3. 高麗菜屬於十字花科蔬菜，這類的蔬菜含有的吲哚類化合物，可以誘導酶的生成，提高酶的活性，從而增強抗癌能力。

禁忌

1. 高麗菜的外部葉片所含的鈣離子比內部葉片多上40％，維生素C含量也較多，如果沒有農藥殘留的問題，最好可以一起食用。
2. 手足冰冷的女性，吃火鍋時可以用高麗菜取代大白菜，因其性平較溫和。

每100g所含營養成分

熱量	23 kcal
水分	94 g
膳食纖維	1.3 g
粗纖維	0.5 g
維生素A效力	5.7 RE
維生素C	33 mg
鉀	150 mg
鈣	52 mg
鐵	0.3 mg

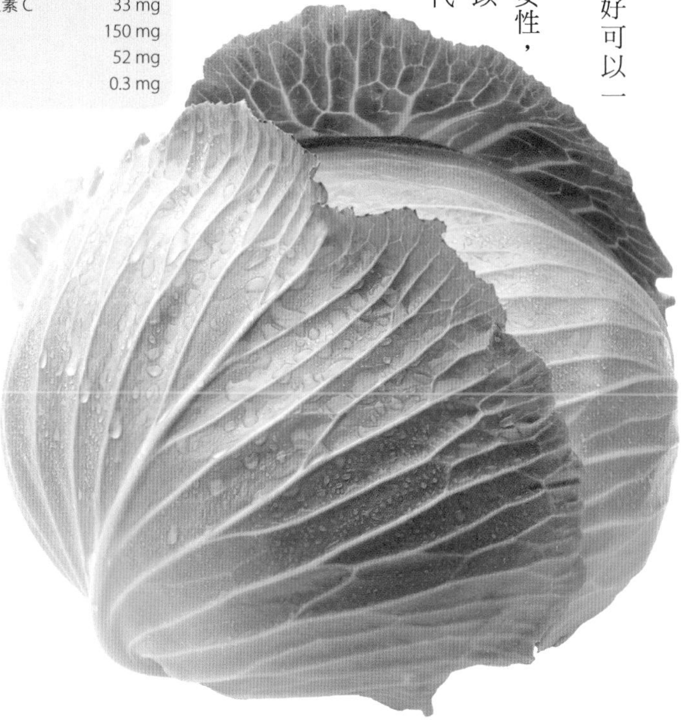

06 洋蔥

性味 性平，味甘、辛。

來源 百合科植物洋蔥的鱗莖。

功用

1. 對高血壓有幫助，能預防心肌梗塞，保護心臟。
2. 洋蔥含有硒，可有效地延緩細胞衰老過程，降低白內障的形成。
3. 可降脂、降血糖，能減輕糖尿病人的不適症狀，如口渴、尿多等症。
4. 可清熱化痰，對咽喉炎有幫助。
5. 可抗菌，對慢性腸炎有幫助。
6. 可解毒殺蟲，改善婦女滴蟲性陰道炎。
7. 洋蔥可預防骨質流失，因此常食用洋蔥的人，較能夠預防骨質疏鬆症。

禁忌

生洋蔥有辣味，去皮切開，氣味很容易揮發到空氣中，作用於和眼相連的鼻神經，使眼睛流淚。

每100g所含營養成分

熱量	41 kcal
水分	89 g
膳食纖維	1.6 g
粗纖維	0.5 g
維生素A效力	0 RE
維生素C	5 mg
鉀	150 mg
鈣	25 mg
鐵	0.3 mg

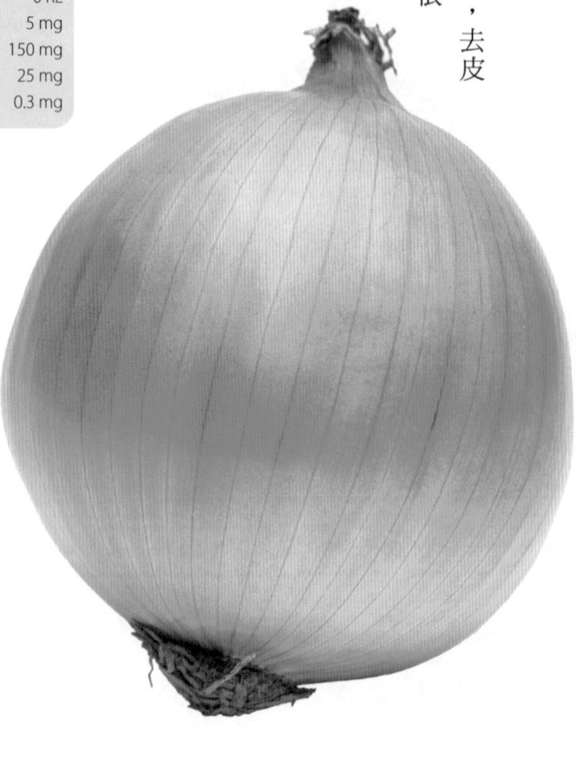

07 筍

性味　性寒，味甘。

來源　禾本科植物淡竹的幼芽。

功用

1. 可利尿消腫，對於身體浮腫、尿少有幫助。
2. 可讓皮膚細膩光澤。
3. 止腸炎腹瀉。
4. 清熱化痰，改善熱咳（咳嗽，痰色黃，痰黏稠，口乾）。
5. 具有低糖、低脂及豐富的纖維等特性，能降低體內對油脂的吸收，因此成為想要瘦身的人最好的選擇。
6. 可消食化痰，改善食積。
7. 透疹解毒，改善麻疹透發不暢。

禁忌

1. 竹筍性偏寒涼，體弱多病、消化不良者不宜多食。月經期間及坐月子時都不宜多食。
2. 竹筍含較多的草酸，泌尿系統結石的患者不宜多吃。
3. 竹筍還有各類發芽的菜類，傳統屬於發物，所以各種皮膚炎的患者也盡量少吃竹筍，異位性皮膚炎的人要注意！
4. 骨頭酸痛的人要避免吃竹筍，以免身體循環代謝更弱，氣血更不通順。

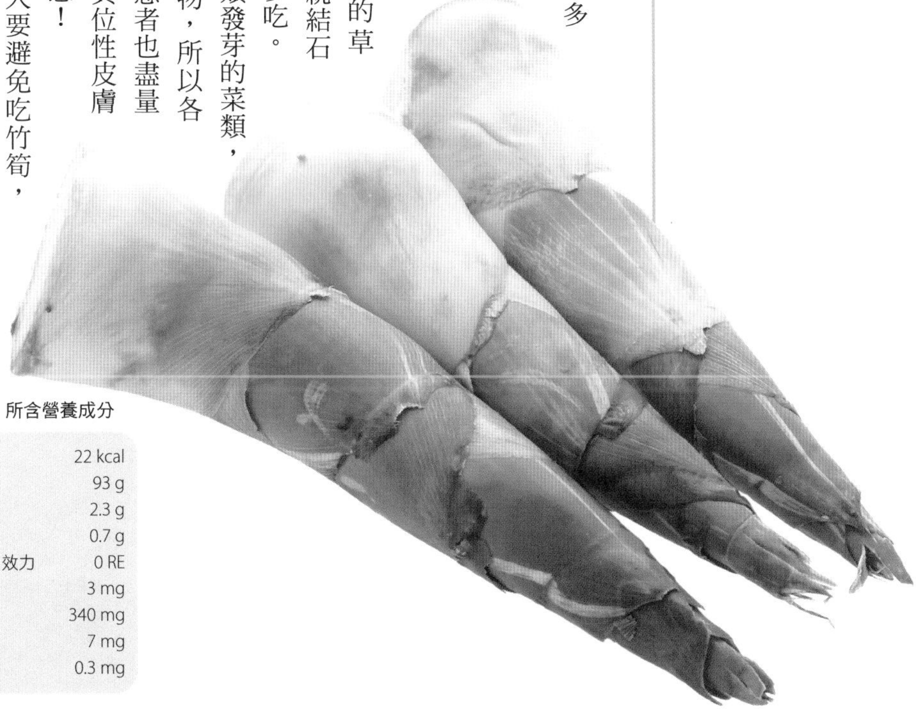

每100g所含營養成分

熱量	22 kcal
水分	93 g
膳食纖維	2.3 g
粗纖維	0.7 g
維生素A效力	0 RE
維生素C	3 mg
鉀	340 mg
鈣	7 mg
鐵	0.3 mg

08 芹菜

西洋芹菜

性味 性涼，味辛、甘、微苦。

來源 傘形科植物旱芹的全草。

每100g 所含營養成分

熱量	17 kcal
水分	95 g
膳食纖維	1.6 g
粗纖維	0.7 g
維生素 A 效力	71.7 RE
維生素 C	7 mg
鉀	320 mg
鈣	66 mg
鐵	0.9 mg

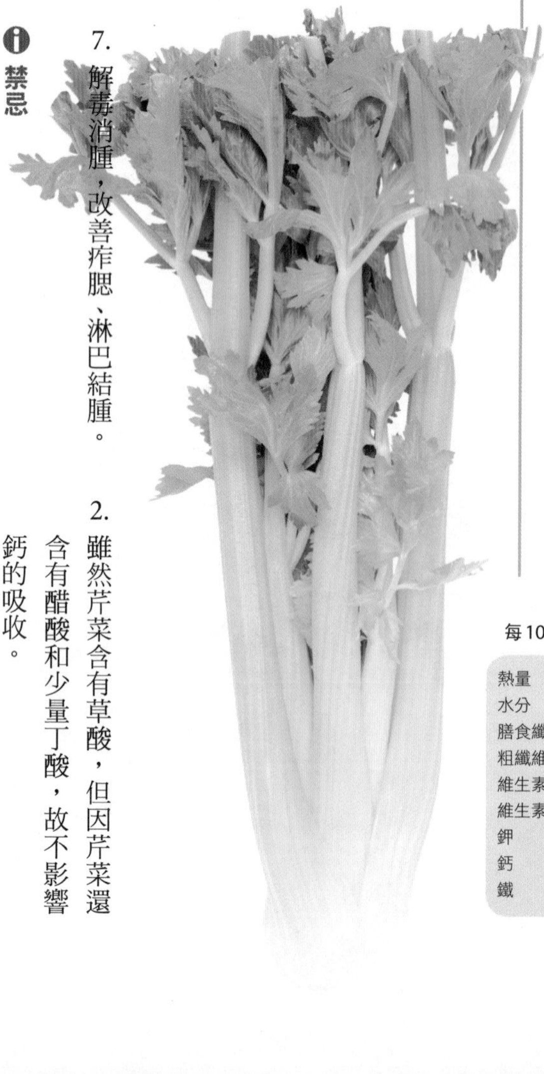

功用

1. 清熱平肝，對於肝火上升引起的高血壓有幫助，所謂肝火上升引起的高血壓指的是血壓偏高，並且伴隨有頭暈目眩、頭痛、目赤的症狀。另外，對於妊娠性和更年期高血壓也有幫助。
2. 可健胃，清胃熱，解煩渴。
3. 可刺激腸壁加速蠕動，促使食物殘渣和有害物質排出體外。
4. 含有豐富的鈣，可降低神經肌肉的過度興奮，並參與肌肉的收縮及維持規律的心跳。
5. 含豐富的β胡蘿蔔素，可提高人體免疫力。
6. 可清熱利水，改善小便熱痛。
7. 解毒消腫，改善痄腮、淋巴結腫。

禁忌

1. 芹菜葉所含維生素C和胡蘿蔔素比芹菜的莖含量更多，但因芹菜葉較苦，可先將芹菜葉在沸水中燙一下，去除苦味，再調味涼拌食用，別具風味。
2. 雖然芹菜含有草酸，但因芹菜還含有醋酸和少量丁酸，故不影響鈣的吸收。
3. 芹菜雖可降血壓，但鈉含量高，過量會引起血壓上升。
4. 山芹菜的粗纖維含量比芹菜高，易腹瀉的人不宜多食。

09 菠菜

性味 性涼，味甘。

來源 藜科植物菠菜的帶根全草。

每100g 所含營養成分

熱量	22 kcal
水分	93 g
膳食纖維	2.4 g
粗纖維	0.8 g
維生素 A 效力	683.3 RE
維生素 C	9 mg
鉀	460 mg
鈣	77 mg
鐵	2.1 mg

功用

1. 養血止血，鐵質豐富，可治貧血。
2. 潤腸通便，對頑固便祕有幫助。
3. 止渴潤燥，改善口渴。
4. 提供人體所需的維生素、β胡蘿蔔素和微量元素，可維持正常視力，防止夜盲、眼瞼緣炎、口角糜爛、口唇炎、口腔潰瘍、舌炎。
5. 含鉻及一種類胰島素物質，能保持血糖的穩定。尤其適合第二型糖尿病。
6. 可解酒毒。
7. 可穩定血壓，有益高血壓患者。

禁忌

1. 菠菜含有較多的草酸，很容易與高鈣食物同食後，形成草酸鈣，造成結石，因此菠菜要避免接觸豆腐、豆製品、黑芝麻、優酪乳、蝦米、海帶……等含鈣較高的食物。不過正常情況下，人體的代謝功能正常時，並不容易形成結石，不用過度擔心，唯容易形成結石體質的人或有結石病史的人才必須小心食用。
2. 不宜與韭菜同食，易引起腹瀉。
3. 脾胃虛寒者宜少食。

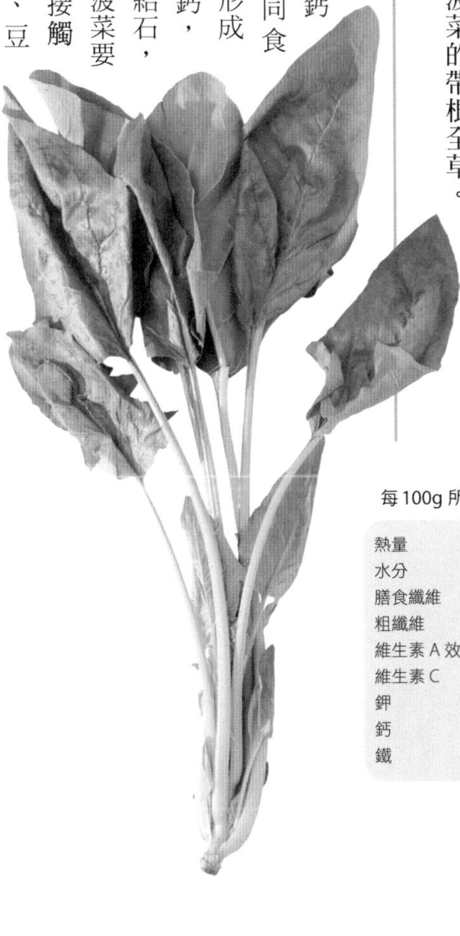

10 蘆筍

白蘆筍、綠蘆筍

性味 性寒，味甘。

來源 禾本科植物蘆葦的嫩苗。

功用

1. 止咳化痰，對熱咳有幫助，熱咳症見咳嗽、痰黃、痰稠、口乾。
2. 可利尿。糖尿病、肥胖症者可食用。
3. 高血壓、高血脂、動脈硬化的患者適合吃。
4. 可增加人體免疫力，可作為早期癌症輔助保養食品。
5. 含豐富的葉酸，孕婦適合食用。
6. 健脾益氣，能夠增進食欲、幫助消化。
7. 生津解渴，改善口乾。

禁忌

1. 綠蘆筍的維生A高於白蘆筍。
2. 含普林量高，痛風患者宜少吃。
3. 蘆筍作成沙拉時，淋上油脂調製成的沙拉醬，可幫助維生素A的吸收。

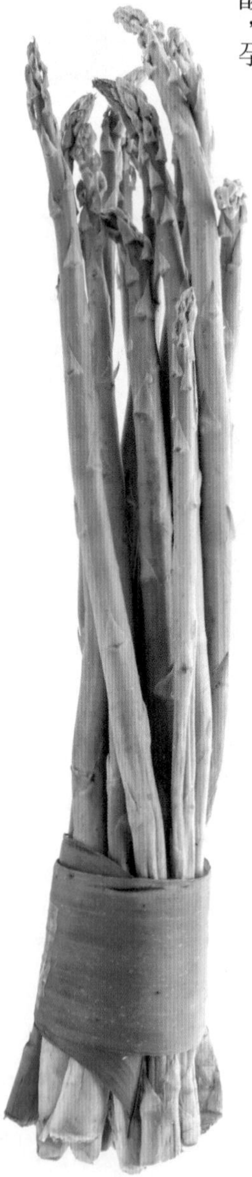

每100g所含營養成分

熱量	27 kcal
水分	92 g
膳食纖維	1.9 g
粗纖維	0.8 g
維生素A效力	318.3 RE
維生素C	16 mg
鉀	220 mg
鈣	11 mg
鐵	0.6 mg

11 萵苣

性味 性涼，味甘、苦。

來源 菊科植物萵苣的嫩莖和葉。

功用

1. 對於小便不利，泌尿道感染有幫助。
2. 可用於婦女產後乳汁不通。
3. 有清熱涼血的效果，可用於牙齦出血或鼻部乾燥等症。

禁忌

萵苣常吃、多吃會讓人頭昏、目痛，所以有眼疾者不可多吃。

每100g 所含營養成分

熱量	11 kcal
水分	97 g
膳食纖維	0.8 g
粗纖維	0.4 g
維生素 A 效力	0 RE
維生素 C	2 mg
鉀	130 mg
鈣	24 mg
鐵	0.4 mg

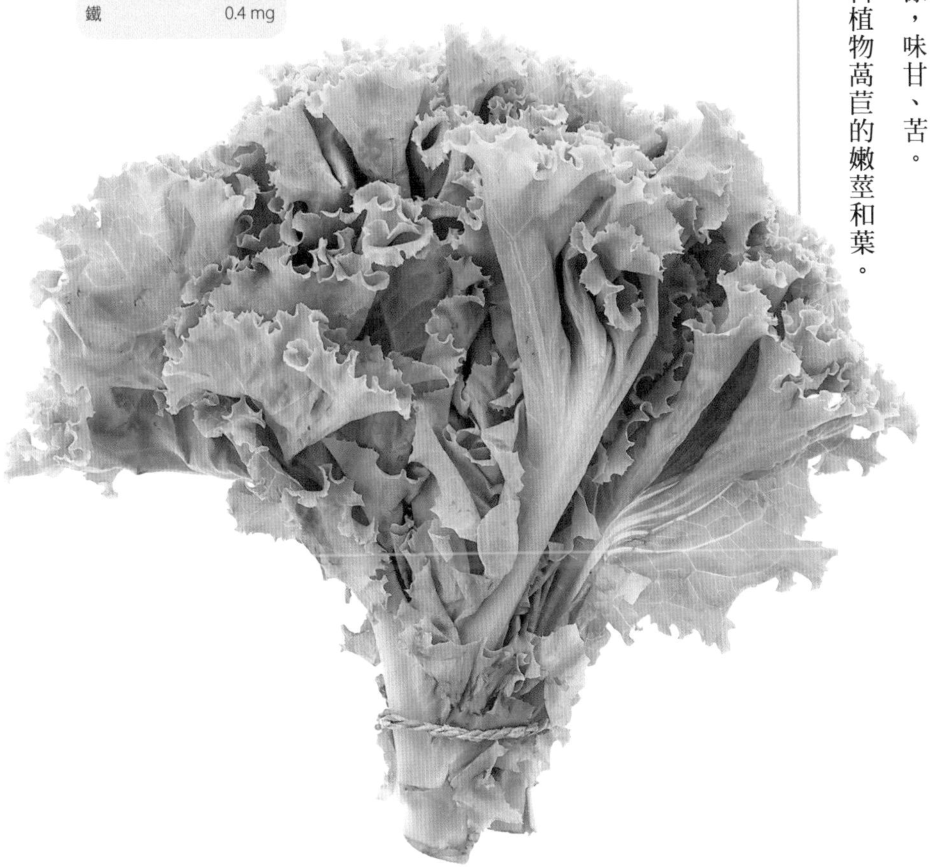

12 花椰菜

花菜

性味　性平，微涼，味甘。

來源　十字花科植物花椰菜的球狀莖。

功用

1. 可開脾胃，且對胃炎、胃潰瘍患者有輔助治療的作用。
2. 可潤肺止咳，對久咳有助益。
3. 對慢性腹瀉，腸功能紊亂者有幫助。
4. 花椰菜維生素C含量豐富，吃一小碟即可滿足一天的維生素C需要量。能有效預防感冒，提高免疫力，精神壓力大時可緩解之。
5. 花椰菜和高麗菜一樣都是十字花科植物，都有抗癌能力。
6. 兒童適合吃花椰菜，可增強抵抗力，促進生長，維持牙齒及骨骼正常，保護視力，提高記憶力。

禁忌

1. 花椰菜上常有殘留的農藥，還容易生蟲。所以，在食用前，應將其放在鹽水裡浸泡幾分鐘，不僅能驅走菜蟲，還可去除殘留農藥。另外，在品嚐時應多咀嚼，更利於營養吸收。
2. 花椰菜的外葉和枝幹比花蕾含有更多的營養素，烹調時不要只吃花蕾的部分，外葉和枝幹也要一起煮。枝幹的外皮較粗，可將外皮稍微削去。

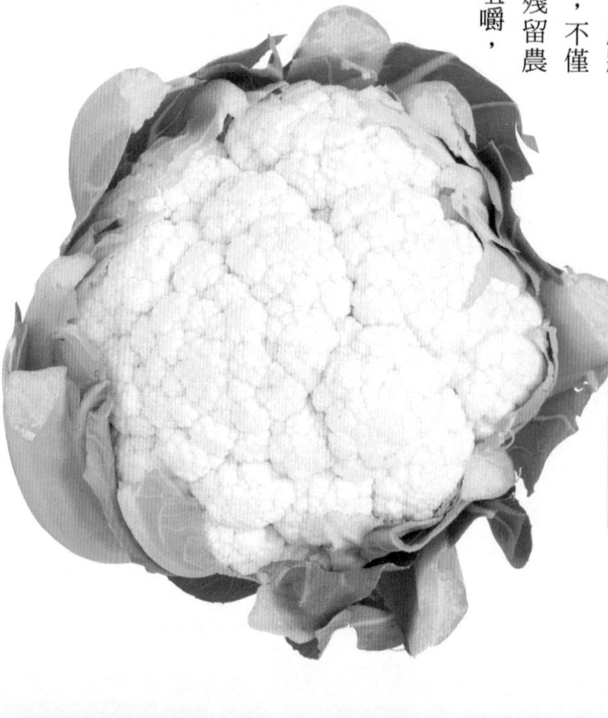

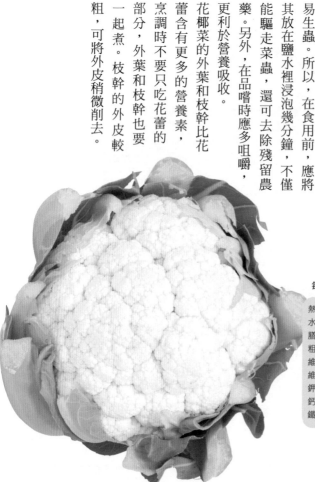

每100g 所含營養成分

熱量	23 kcal
水分	93 g
膳食纖維	2.2 g
粗纖維	0.8 g
維生素 A 效力	1.2 RE
維生素 C	73 mg
鉀	240 mg
鈣	28 mg
鐵	0.4 mg

13 金針花

金針菜、黃花菜

性味　性涼，味甘。

來源　百合科植物萱草、黃花椰菜或小萱草的花蕾。

功用

1. 對改善聲音嘶啞有幫助。
2. 對改善黃疸有幫助。
3. 可降低膽固醇。
4. 可加速皮膚毛細血管血液循環，抵禦內外各種不良因素對皮膚的侵害，可使皮膚白皙嬌嫩而有彈性，鬚髮變得烏亮。

禁忌

1. 金針花鮮品含有秋水仙鹼，經腸胃吸收後成為有毒的氧化二秋水仙鹼，可引起噁心嘔吐、腹瀉，嚴重時會發生血尿及尿閉的症狀，因此不能生食。若要炒煮來吃，必須先浸水一至兩小時後再煮來吃，而且不可一次吃太多。
2. 鮮豔金黃色的乾品金針花，怕有硫磺加工，食後會造成食物中毒，故亦最好先浸水一至兩小時後再煮來吃。

每100g 所含營養成分

熱量	32 kcal
水分	91 g
膳食纖維	2.5 g
粗纖維	0.9 g
維生素 A 效力	495 RE
維生素 C	28 mg
鉀	220 mg
鈣	19 mg
鐵	0.3 mg

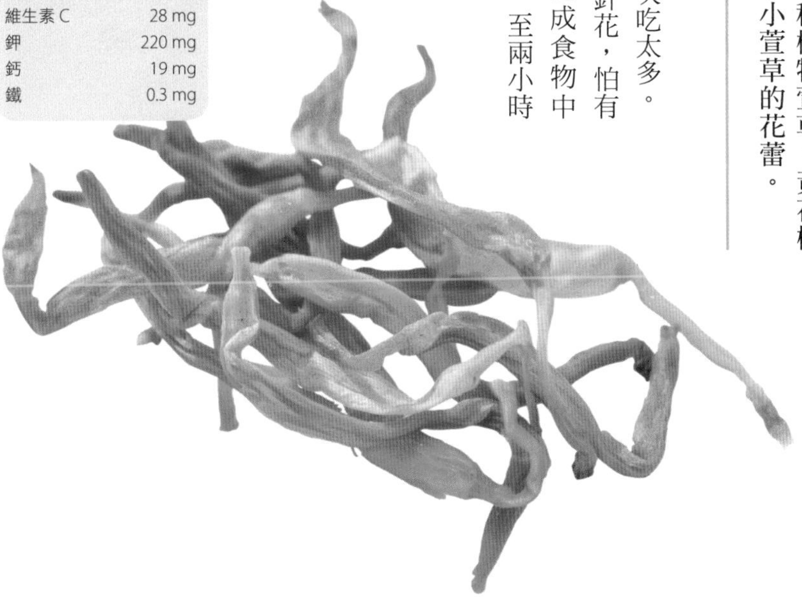

14 茼蒿

打某菜

性味 性平，味辛、甘。

來源 菊科植物茼蒿的莖葉。

功用

1. 可通便，適用於大便乾結。
2. 茼蒿中有特殊香氣的揮發油，對胃脘滿脹、消化不良者食之有幫助。
3. 具有降血壓，清肝明目的功效。
4. 含有十幾種胺基酸，能促進智力發展，增強記憶力，抗衰老。
5. 富含維生素A，有助抵抗呼吸系統的感染、防止視力衰退及促進皮膚、頭髮、牙齒及牙床的健康生長。
6. 可安心氣，改善夜眠不安。

禁忌

茼蒿辛香滑利，腹瀉者不宜多食。

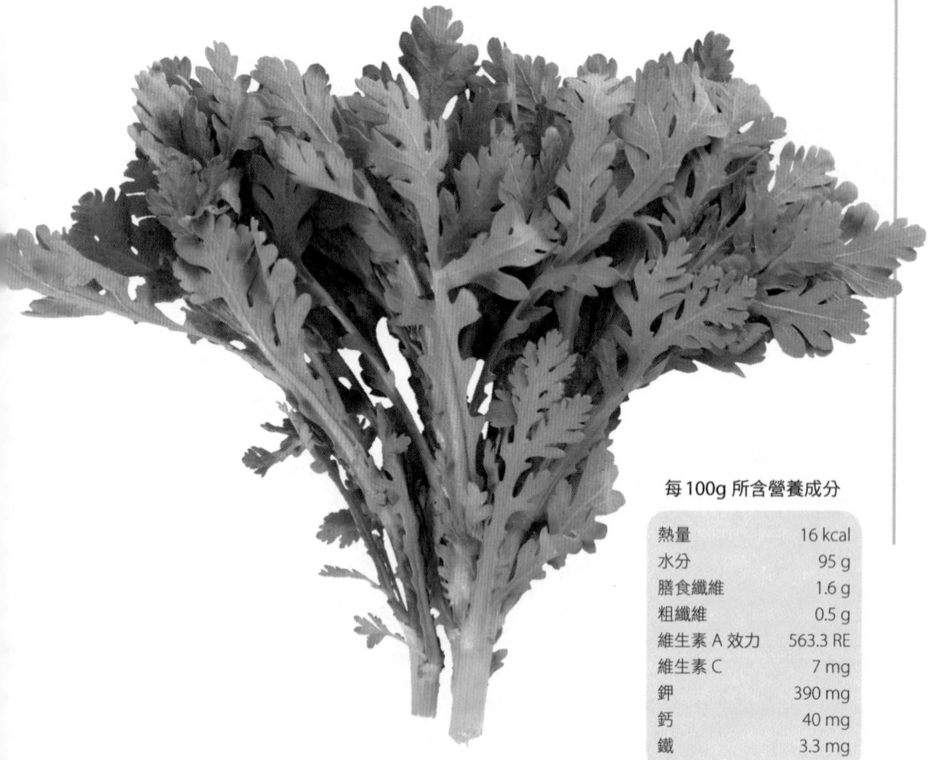

每100g 所含營養成分

熱量	16 kcal
水分	95 g
膳食纖維	1.6 g
粗纖維	0.5 g
維生素 A 效力	563.3 RE
維生素 C	7 mg
鉀	390 mg
鈣	40 mg
鐵	3.3 mg

塊根類蔬菜

食用部位

根部。根部發達的蔬菜，
其形狀有圓錐狀、棒狀、球狀、塊狀等。
依其所含成分以及作用的不同，
一般分為塊根類和薯芋類。

塊根類

營養

主要含維生素 B_2、C、
胡蘿蔔素，鈣、鐵、
鎂等礦物質

中醫療效

清熱、生津、潤燥的作用

塊根類家族

胡蘿蔔、白蘿蔔、
蓮藕

薯芋類

營養

主要含有澱粉，
亦可當食糧

中醫療效

益氣健脾補虛的作用

薯芋類家族

馬鈴薯、山藥、
芋頭、地瓜

15 胡蘿蔔

紅蘿蔔

性味 性平，味甘。

來源 傘形科植物胡蘿蔔的根。

功用

1. 潤肺止咳，對慢性咳嗽有幫助。
2. 改善消化不良、腸胃積滯。
3. 含豐富的β胡蘿蔔素，可改善夜盲症、角膜乾燥症。
4. 糖尿病人食用對血糖的穩定有幫助。
5. 抗發炎、抗過敏，能保護上皮細胞的完整性，改善痘疹、青春痘。

禁忌

1. β胡蘿蔔素是脂溶性的，所以榨汁時要搭配一些油脂，如堅果類，才能被人體完全吸收利用。
2. 胡蘿蔔頭含有豐富的鉀，烹煮的時候，頭不要去掉太多。胡蘿蔔的外皮亦含有豐富的胡蘿蔔素，所以削皮也不需要削得太乾淨，但必須注意清洗乾淨。
3. 吃太多胡蘿蔔會有色素沉澱在皮膚上進而使肌膚變得黃暗的副作用，不過只要停止食用，就可消除症狀。
4. 胡蘿蔔與白蘿蔔不要一起煮。因為，胡蘿蔔中含有能夠破壞維生素C的酵素，會把白蘿蔔中的維生素C破壞掉。

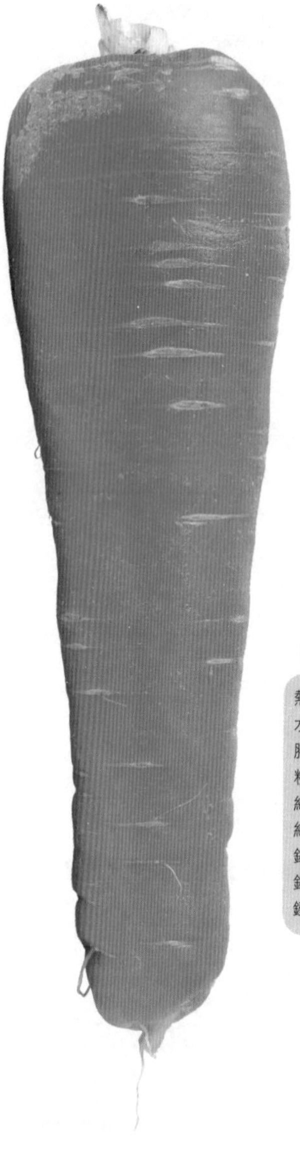

每100g所含營養成分

熱量	38 kcal
水分	90 g
膳食纖維	2.6 g
粗纖維	0.9 g
維生素A效力	9980 RE
維生素C	4 mg
鉀	290 mg
鈣	30 mg
鐵	0.4 mg

16 地瓜

番薯、甘薯、紅薯、白薯

性味 性平，味甘。

來源 旋花科植物番薯的塊根。

功用

1. 豐富的膳食纖維可潤腸通便，改善便祕、痔瘡。
2. 地瓜中所含的維生素C，因為有澱粉包裹，較能穩定地存在，被人體所吸收。
3. 含有豐富的β胡蘿蔔素，可以減少陽光對皮膚的傷害。
4. 可抑制高膽固醇，保持血管的彈性。

禁忌

1. 地瓜會讓胃酸增加，所以胃潰瘍及胃酸過多的人不宜多吃。
2. 地瓜不能和柿子同食，地瓜富含澱粉會使胃酸升高，亦會和柿子的單寧酸結合成不宜溶解的硬塊。

每100g所含營養成分

熱量	124 kcal
水分	69 g
膳食纖維	2.4 g
粗纖維	0.6 g
維生素A效力	1520 RE
維生素C	13 mg
鉀	290 mg
鈣	34 mg
鐵	0.5 mg

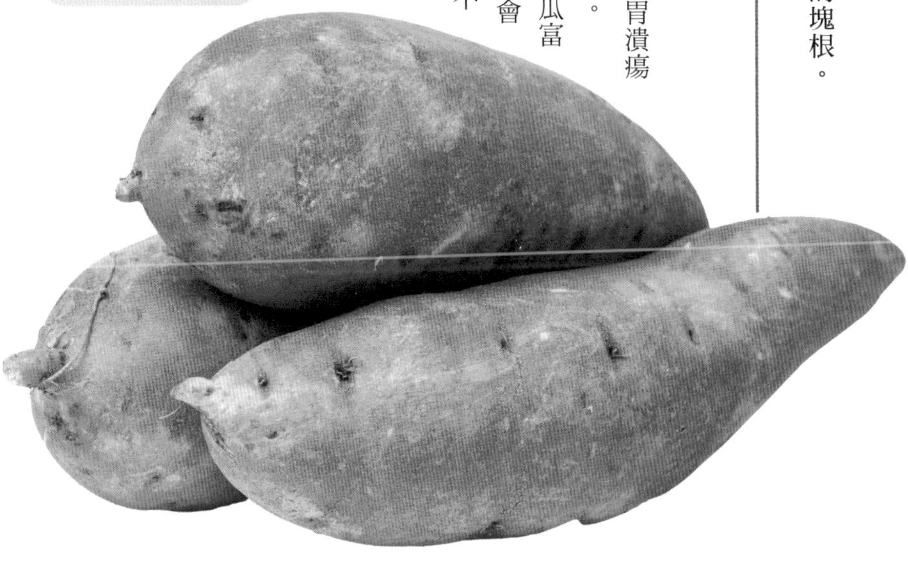

17 蓮藕

性味 味甘，生者性寒、熟者性溫。

來源 睡蓮科植物蓮的肥大根莖。

功用

1. 生食可清熱潤肺，止口渴，除煩熱。
2. 熟食可健脾開胃、止腹瀉。
3. 預防中暑。
4. 性寒，生食可清熱涼血，適合燥熱體質的人食用。
5. 可用於發熱病後口乾、舌燥、流鼻血、咳嗽痰中帶血等症。
6. 生藕搗汁可止流鼻血。
7. 蓮全身都很有價值，蓮藕、蓮子、蓮葉、蓮花……等，都可拿來食用或治療疾病，是很好的植物。

禁忌

1. 因為怕蓮藕會容易變褐色，有些商人會用亞硫酸鹽（漂白劑）來浸泡漂白，這樣的漂白劑對人體會產生不良副作用，如呼吸困難、嘔吐、腹瀉等症狀。
2. 烹調時，不要用鐵鍋，以免蓮藕變黑。

每 100g 所含營養成分

熱量	74 kcal
水分	80 g
膳食纖維	2.7 g
粗纖維	0.6 g
維生素 A 效力	1.7 RE
維生素 C	42 mg
鉀	280 mg
鈣	20 mg
鐵	0.4 mg

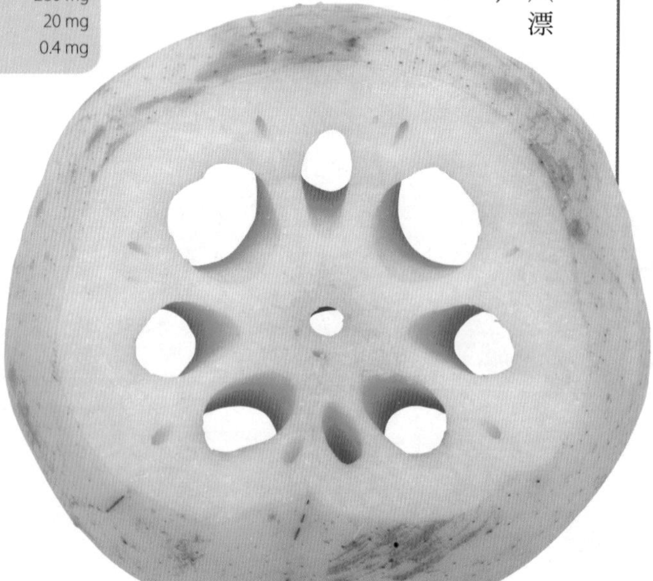

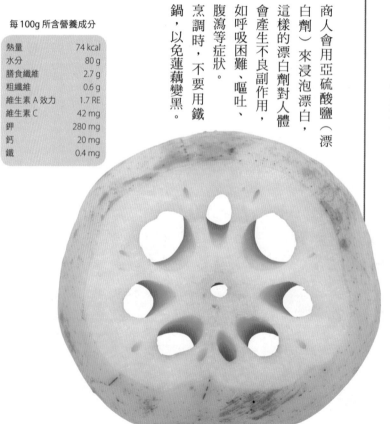

18 山藥

淮山藥、薯蕷、日本山藥

性味 性平，味甘。

來源 薯蕷科植物薯蕷的塊莖。

功用

1. 可健脾，止小兒腹瀉。
2. 山藥含澱粉，和消化，可以治胃口不好、消化不良和腹瀉。
3. 健脾益肺，對慢性支氣管炎、咳嗽痰喘等症有幫助。
4. 養陰生津，輕度糖尿病患者食用有幫助。
5. 山藥含黏液蛋白，能保持心血管的彈性，預防動脈硬化。
6. 山藥含黏液多糖，與無機鹽結合後可以形成骨質，使軟骨有一定的彈性，可預防兒童的骨折。
7. 山藥內含有豐富的活化酵素，有增強免疫的功能。
8. 可養顏麗容。
9. 補腎固精，久食可耳聰目明。

禁忌

1. 山藥有收斂的作用，所以便祕的人不適合食用過量。
2. 感冒、火氣大的人不宜多食。

每100g 所含營養成分

熱量	73 kcal
水分	82 g
膳食纖維	1 g
粗纖維	0.3 g
維生素 A 效力	0 RE
維生素 C	42 mg
鉀	370 mg
鈣	5 mg
鐵	0.3 mg

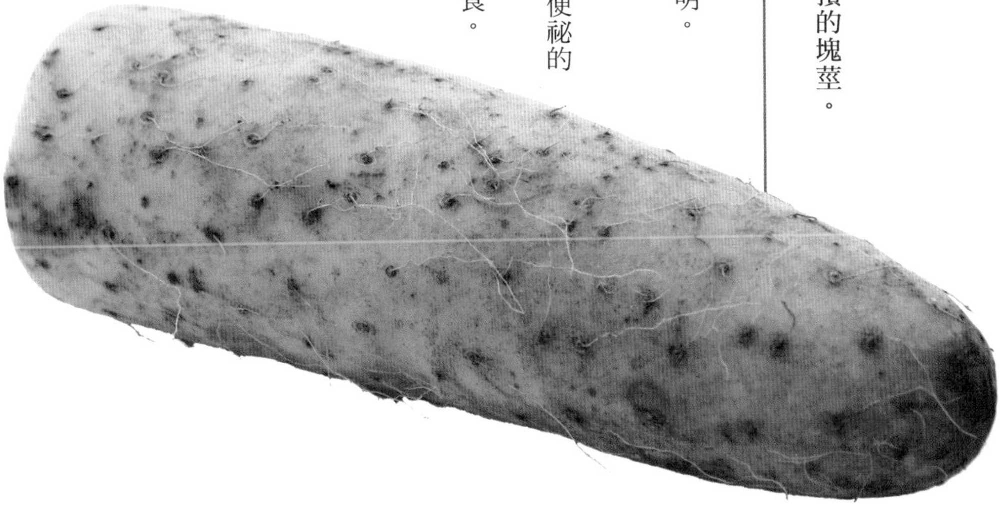

19 白蘿蔔

蘿蔔、菜頭、萊菔

性味　味甘、辛，生者性寒，熟者性溫平。

來源　十字花科植物萊菔的新鮮根莖。

功用

1. 生津解渴，改善聲音沙啞。
2. 白蘿蔔可止咳化痰，但受風寒、寒咳或乾咳時則不適合食用。
3. 止咳化痰，對於急、慢性支氣管炎有幫助。
4. 可利尿。
5. 可促進脂肪代謝，避免肥胖，防止膽結石形成。

禁忌

1. 白蘿蔔性寒涼，脾胃虛寒者、胃及十二指腸潰瘍、慢性胃炎、單純甲狀腺腫等患者均不宜多食。
2. 白蘿蔔可止咳化痰，但受風寒、寒咳或乾咳時則不適合食用。
3. 白蘿蔔食後會在人體產生硫酸鹽，經代謝之後會製造出抑制甲狀腺作用的物質。白蘿蔔的抑制甲狀腺作用物質與橘子所含的黃酮物質作用後，容易導致甲狀腺腫，故白蘿蔔不宜與橘子同食。
4. 白蘿蔔會影響中藥的藥效，特別是吃含有人參、何首烏、地黃等中藥時，要避食白蘿蔔。
5. 蘿蔔製成蘿蔔乾後，粗纖維比例會增高，因此纖維較粗，不好咬爛，吃太多也較不易消化喔！

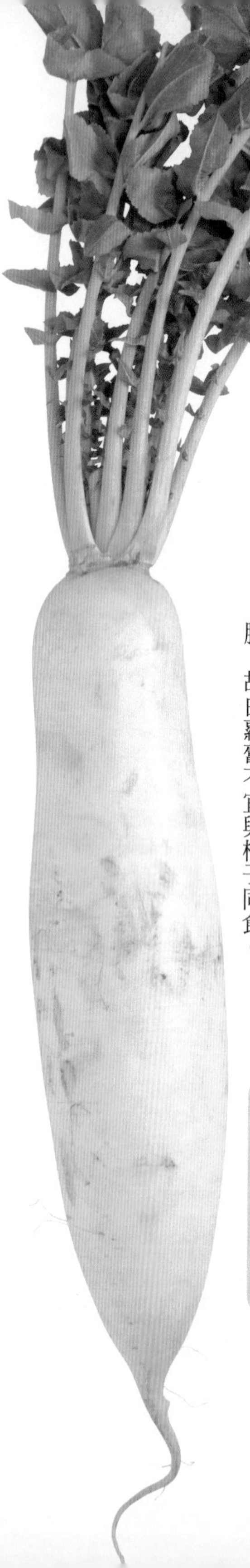

每 100g 所含營養成分

熱量	21 kcal
水分	94 g
膳食纖維	1.3 g
粗纖維	0.6 g
維生素 A 效力	0 RE
維生素 C	18 mg
鉀	200 mg
鈣	27 mg
鐵	0.2 mg

20 芋頭

性味 性平，味甘、辛。
來源 天南星科植物芋的塊莖。

功用

1. 改善腸胃功能，益脾胃，調中氣。
2. 芋頭性滑，有活血散結的作用，可改善淋巴結腫大。
3. 可補氣血，補益潤燥。

禁忌

1. 芋頭的黏液會刺激咽喉黏膜，可能使咳嗽加劇，讓生痰更多，所以咳嗽有痰者不宜吃。
2. 芋頭獨特的黏液會使手掌紅腫發癢，但有效的藥用成分就在黏液上，所以烹煮前不要故意洗掉黏液；若要避免芋頭讓手發麻，用鹽水浸過就可改善。但過敏體質者最好少吃，否則易引起皮膚潮紅，出疹搔癢，噁心嘔吐，腹痛腹瀉。
3. 甘藷類食物（地瓜、芋頭、紅薯）不能與柿子同食，因為這類富含澱粉的塊根食物與柿子同食會使胃酸升高，亦會和柿子的單寧酸結合成不容易溶解的硬塊。
4. 一次吃太多易造成腹脹、胃痛，原本容易脹氣的人尤其要注意。

每100g所含營養成分

熱量	128 kcal
水分	69 g
膳食纖維	2.3 g
粗纖維	0.8 g
維生素A效力	6.7 RE
維生素C	8.8 mg
鉀	250 mg
鈣	28 mg
鐵	0.9 mg

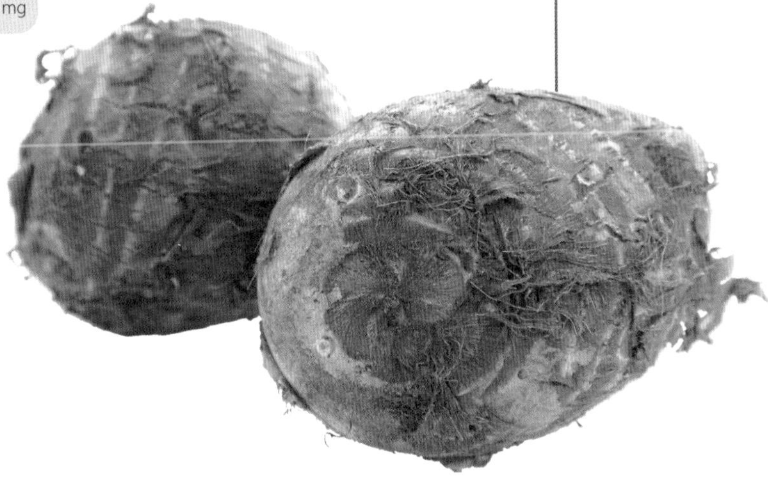

21 馬鈴薯

洋芋

性味　性平，味甘。

來源　薯蕷科植物馬鈴薯的塊莖。

功用

1. 馬鈴薯含有較多的必需胺基酸，為促使細胞中蛋白質合成的重要物質。
2. 可健脾胃益氣，改善消化不良、食欲不振。
3. 可和胃調中，對胃及十二指腸潰瘍、胃炎的腹痛症狀，有緩解的作用。

禁忌

1. 發芽的馬鈴薯含有龍葵鹼，食後可能引起中毒，宜加注意。
2. 炸薯條或洋芋片若是使用油炸的方式烹調，熱量會提高，不可多食。

3. 馬鈴薯皮含有豐富的礦物質，尤其是鉀元素，還有大量維生素C，所以烹煮馬鈴薯時，盡量保留皮一起煮。

每100g所含營養成分

熱量	81 kcal
水分	80 g
膳食纖維	1.5 g
粗纖維	0.4 g
維生素A效力	0 RE
維生素C	25 mg
鉀	300 mg
鈣	3 mg
鐵	0.5 mg

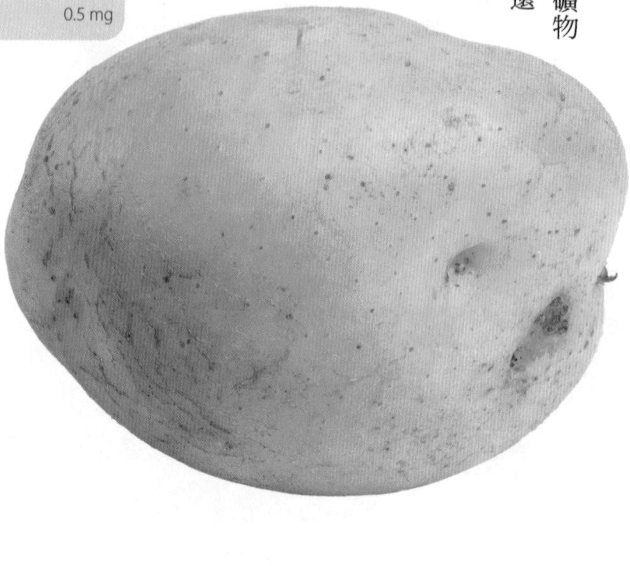

瓜果類蔬菜

食用部位

果實

營養

蔬菜水分較多，亦含有碳水化合物、維生素 C 和胡蘿蔔素

中醫療效

清熱、生津、潤燥的作用

瓜果類蔬菜家族

冬瓜、黃瓜、葫蘆瓜、絲瓜、苦瓜、茄子、番茄、蓮子

22 冬瓜

性味 性涼，味甘、淡。

來源 葫蘆科植物冬瓜的果實。

功用

1. 可利水消腫，對慢性腎炎水腫、肝硬化腹水、腳氣浮腫、肥胖有幫助。
2. 冬瓜不含脂肪，且含有丙醇二酸成分，可抑制糖類物質轉化為脂肪，能防止人體的脂肪堆積。
3. 含鈉量低，是高血壓、心血管疾病、腎臟病、浮腫患者的好食品。
4. 對孕婦的小便不利有幫助。
5. 可催乳汁。
6. 潤肺消痰，對熱咳有幫助，即症見咳嗽、痰黃、痰黏稠。
7. 可讓肌膚光滑柔嫩，面色紅潤，富有光澤，有助於防治黑斑、黃褐斑，為美容聖品。
8. 可解酒毒、魚毒。
9. 清熱消暑，改善暑熱煩悶、口渴。

禁忌

1. 體質虛寒、腸胃不好、容易腹瀉的人不可多食。
2. 冬瓜連皮一起烹煮，清涼解毒及利尿的效果更明顯。
3. 《食療本草》記載：「欲得體瘦輕健者，則可常食之；若要肥，則勿食。」
4. 冬瓜茶是夏日清涼飲品，有消暑降火的作用。

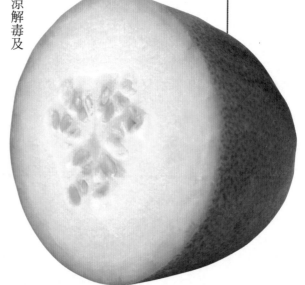

每 100g 所含營養成分

熱量	13 kcal
水分	96 g
膳食纖維	1.1 g
粗纖維	0.5 g
維生素 A 效力	0 RE
維生素 C	25 mg
鉀	120 mg
鈣	6 mg
鐵	0.2 mg

23 黃瓜

大黃瓜、胡瓜、王瓜、刺瓜

性味　性涼，味甘。

來源　葫蘆科植物黃瓜的果實。

功用

1. 清熱利水，改善小便不利、排尿困難。
2. 黃瓜含有芳香油，可以刺激食欲。
3. 含有葫蘆素，能提高人體免疫力，對慢性肝炎有幫助。
4. 含有丙醇二酸，可抑制糖轉化為脂肪，因此可以減肥。
5. 含有黃瓜酶可以潤澤皮膚，促進皮膚、毛髮的代謝。因此是很好的皮膚、頭髮的營養劑。
6. 所含的纖維能促進腸道對有害物質的排泄，抑制脂肪和膽固醇的吸收，因此有降低血液中脂質和膽固醇的作用，有利於心血管疾病的防治。
7. 具有清熱解毒的功效，對治療咽喉腫痛、紅眼病等有輔助療效。
8. 黃瓜皮含有抗菌消炎成分，可增加白血球的吞噬作用，對咽喉腫痛也有幫助，所以在煮黃瓜時皮可以不要削太乾淨，帶一點皮較健康。

禁忌

黃瓜性寒，故慢性支氣管炎、慢性腸炎、潰瘍病及虛寒體質者少食為妥。黃瓜還富含水楊酸類成分，過動症小孩忌食。

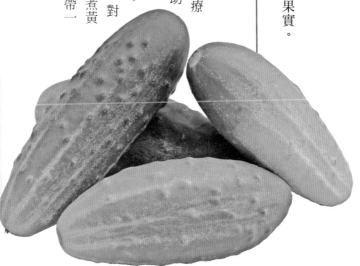

每 100g 所含營養成分

熱量	17 kcal
水分	95 g
膳食纖維	0.9 g
粗纖維	0.4 g
維生素 A 效力	28.3 RE
維生素 C	8 mg
鉀	90 mg
鈣	16 mg
鐵	0.2 mg

24 茄子

性味　性涼，味甘。
來源　茄科植物茄的果實。

功用

1. 含維生素P豐富，能提高微血管的抵抗力，預防其破裂出血，對動脈硬化、高血壓有一定的防治作用。
2. 含有皂草甙、葫蘆巴鹼、水蘇鹼、茄素及紫色的多酚，對降低膽固醇有幫助。
3. 對黃疸型肝炎有幫助。
4. 含有抗衰老、祛除體內自由基的超氧化酶（SOD），對健康很有幫助。
5. 熱量低、不含澱粉、含有大量水分，能有飽腹感，適合欲瘦身者食用。
6. 可消腫利尿。

禁忌

1. 易腹瀉者不可多食。婦女經期前後也要盡量少吃，過老過熟的茄子會產生毒素，食用後會中毒，不可進食。
2. 茄子有誘發過敏的成分，吃多了會使人神經不安定，有過敏體質的人，不宜過量食用。
3. 文獻記載：茄子不宜與黑豆或蟹同食。

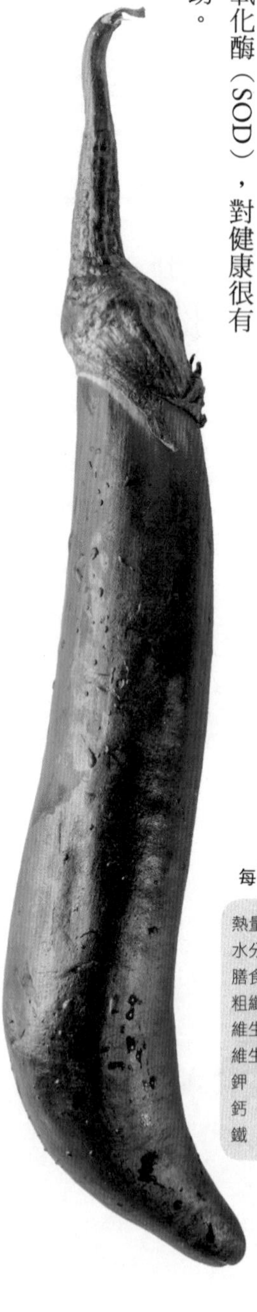

每100g所含營養成分

熱量	25 kcal
水分	93 g
膳食纖維	2.3 g
粗纖維	0.9 g
維生素A效力	3.3 RE
維生素C	6 mg
鉀	200 mg
鈣	18 mg
鐵	0.4 mg

25 絲瓜

菜瓜

性味　性涼，味甘。

來源　葫蘆科植物絲瓜的果實。

功用

1. 有清熱利咽，化痰止咳的作用，對支氣管炎有幫助。
2. 可涼血止血，對牙齦出血有幫助。
3. 可下乳，對乳汁不通有幫助。
4. 可生津止渴，解暑除煩，對身熱煩燥有幫助。
5. 含防止皮膚老化的維生素B_1，還有美白肌膚的維生素C，及特有的瓜氨酸，這些都能促進皮膚的新陳代謝，留住水分，維持肌膚細嫩，是美容聖品。
6. 絲瓜水素有「美容水」之稱，拿來敷臉有美白、消除黑斑功效。
7. 可利尿，改善小便不利。
8. 有消腫化痰、涼血解毒的作用，對皮膚痘疹的改善有幫助。

禁忌

絲瓜較寒涼，脾胃虛寒、胃功能較差者，不要吃太多，過食會損人陽氣。煮絲瓜時可加些薑絲烹煮，以中和絲瓜的涼性。

每100g 所含營養成分

熱量	17 kcal
水分	95 g
膳食纖維	0.6 g
粗纖維	0.4 g
維生素 A 效力	0 RE
維生素 C	6 mg
鉀	60 mg
鈣	10 mg
鐵	0.2 mg

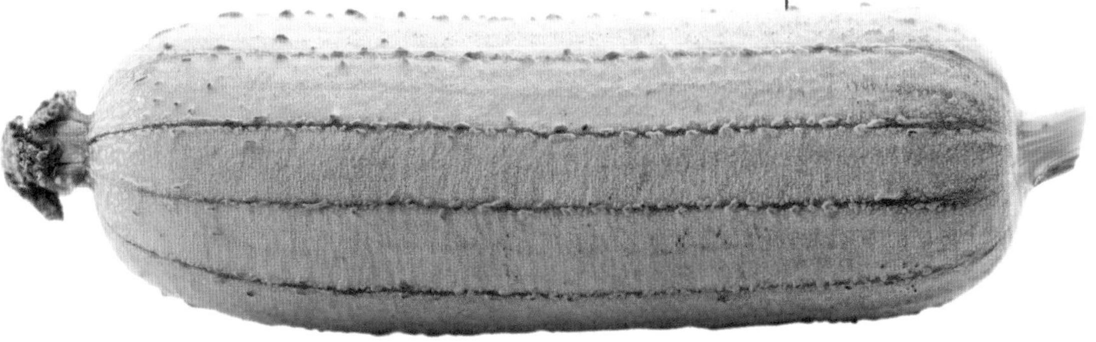

26 葫蘆瓜

瓠瓜

性味　性平，味甘、淡。

來源　葫蘆科植物北瓜的果實。

功用

1. 潤肺止咳，對支氣管哮喘、慢性支氣管炎有幫助。
2. 利尿，對泌尿道感染有幫助。
3. 有明顯利尿作用，對改善水腫有幫助。

禁忌

腸胃虛寒者忌食葫蘆瓜，以免傷及腸胃。

每 100g 所含營養成分

熱量	20 kcal
水分	95 g
膳食纖維	1.3 g
粗纖維	0.4 g
維生素 A 效力	2.6 RE
維生素 C	22 mg
鉀	90 mg
鈣	16 mg
鐵	0.2 mg

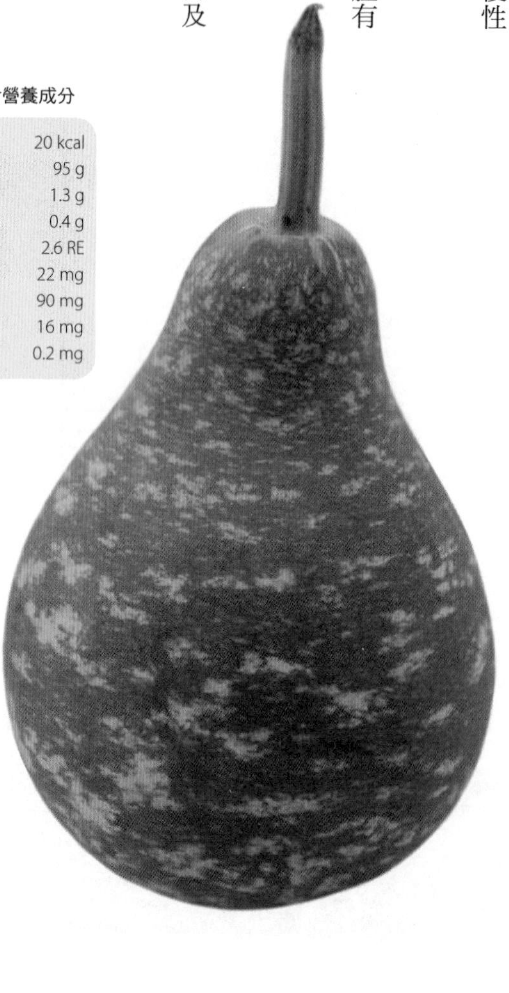

27 蓮子

性味 性平，味甘。

來源 睡蓮科植物蓮子的種子。

功用

1. 能健脾補腎，對腰酸背痛有幫助。
2. 能健脾，對食欲不振、腹瀉、面色萎黃者，食之可改善症狀。
3. 能養血安神，對貧血、心神不寧、失眠有幫助。
4. 對改善女性的白帶有幫助。

禁忌

1. 蓮子裡面有蓮子心，蓮子心比較苦，一般會去除不用；但如果是心火旺而導致失眠的人，最好是吃帶心的蓮子，效果才會比較好。
2. 火氣大及便祕的人要慎用。

每100g所含營養成分

熱量	141 kcal
水分	63 g
膳食纖維	6.4 g
粗纖維	0.9 g
維生素A效力	0 RE
維生素C	7 mg
鉀	400 mg
鈣	68 mg
鐵	12 mg

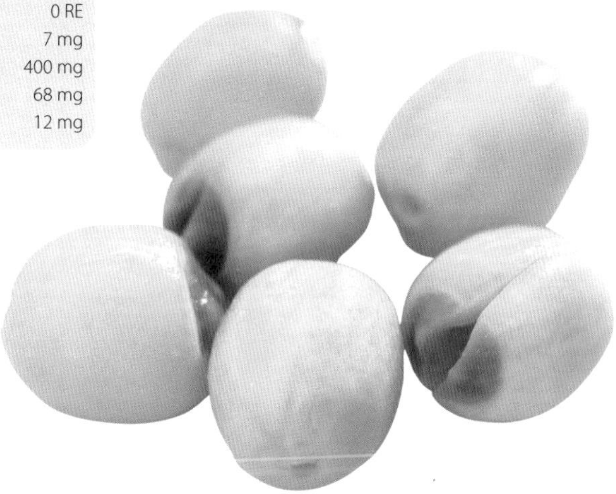

28 番茄

聖女番茄、黑柿番茄、牛番茄

性味 性微寒，味甘酸。

來源 茄科植物番茄的果實。

功用

1. 含抗衰老蛋白性物質穀胱甘肽，能延緩細胞老化，預防白內障。
2. 番茄素能助消化和利尿。
3. 番茄鹼抑制對人體有害的真菌。
4. 可健胃消食，含檸檬酸和蘋果酸能分解脂肪，促進消化，改善食欲不振。
5. 可增強記憶力及思維的敏捷。
6. 生津止渴，改善熱病後的口渴。
7. 茄紅素具有防癌的功效。
8. 含豐富β胡蘿蔔素，可抗氧化。
9. 含豐富的維生素C，對口角炎有幫助。
10. 可改善牙齦出血。
11. 可預防高血壓。
12. 可清暑利尿。

禁忌

1. 番茄含檸檬酸，維生素C在其酸性環境保護下不易被破壞。
2. 未成熟的番茄含大量番茄鹼，大量進食會引發咽喉麻癢、胃部灼痛、胃腸發炎等症狀，故番茄必須買熟透的、全紅的才安全。
3. 番茄最好不要空腹吃，因為番茄中含有大量的膠質、柿膠酚等物質，這些物質能和胃酸發生化學反應，凝結成不容易溶解的塊狀物，堵住胃的出口，使胃內壓力升高，造成胃的擴張，進而使胃脹痛。
4. 番茄性微寒，脾胃虛寒者最好少生吃，吃煮熟的較好。

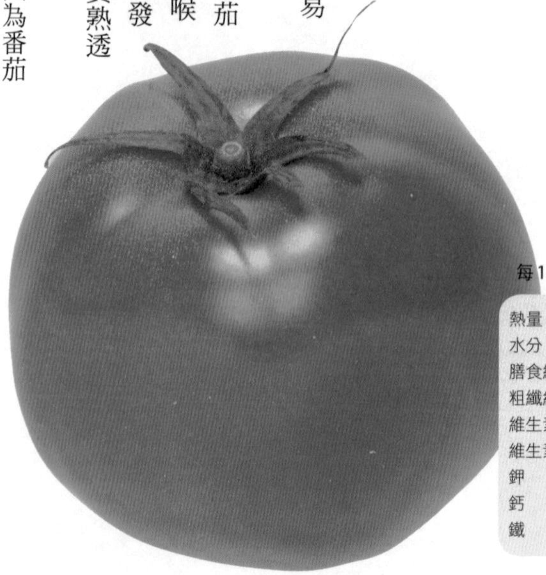

每100g 所含營養成分

熱量	26 kcal
水分	93 g
膳食纖維	1.2 g
粗纖維	0.6 g
維生素 A 效力	84.2 RE
維生素 C	21 mg
鉀	210 mg
鈣	10 mg
鐵	0.3 mg

29 苦瓜

性味　性寒，味苦。
來源　蘆科植物苦瓜的果實。

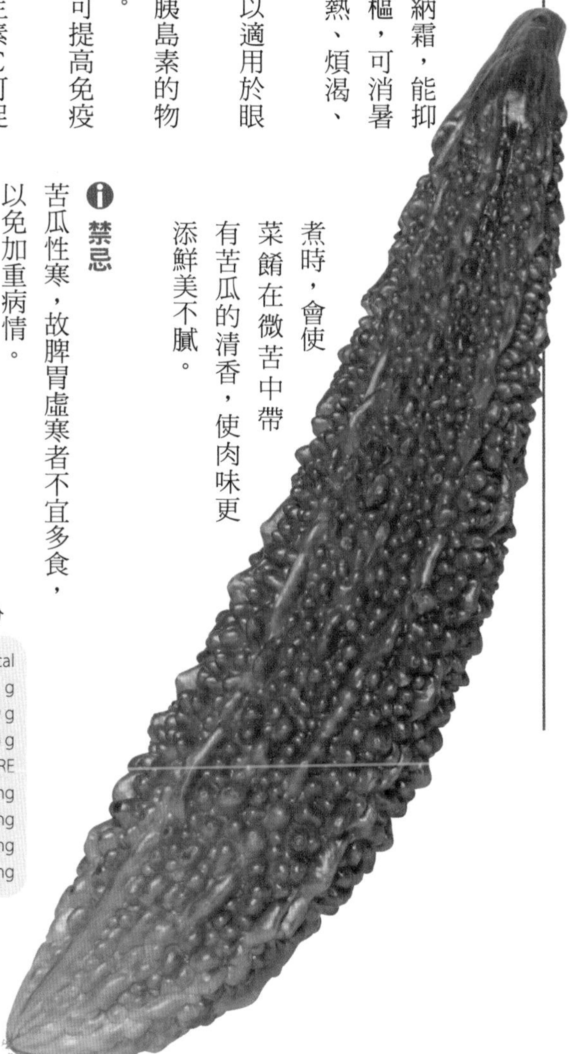

功用

1. 獨特的苦味——金雞納霜，能抑制過度興奮的體溫中樞，可消暑滌熱，適用於中暑發熱、煩渴、小便不利等症。
2. 有清肝明目作用，所以適用於眼結膜炎患者。
3. 苦瓜中含有鉻和類似胰島素的物質，對糖尿病有幫助。
4. 苦瓜中的蛋白質成分可提高免疫功能。
5. 豐富的膳食纖維和維生素C可促進體內新陳代謝，並預防感冒、抗衰老。
6. 苦瓜與豬肉、鵝肉或鴨肉一起烹煮時，會使菜餚在微苦中帶有苦瓜的清香，使肉味更添鮮美不膩。

禁忌

苦瓜性寒，故脾胃虛寒者不宜多食，以免加重病情。

每100g所含營養成分

熱量	18 kcal
水分	95 g
膳食纖維	1.9 g
粗纖維	0.6 g
維生素A效力	23 RE
維生素C	19 mg
鉀	160 mg
鈣	24 mg
鐵	0.3 mg

52 種常見
蔬菜百科

豆類蔬菜

食用部位

**豆類蔬菜是連豆莢一起食用的豆子
或者是豆子發出的嫩芽**

營養

**主要含有蛋白質、碳水化合物、
維生素和礦物質**

中醫療效

化濕利水的作用

豆類蔬菜家族

黃豆芽、綠豆芽、豌豆、四季豆

30 綠豆芽

銀芽、豆芽菜

性味 性涼，味甘。

來源 豆科植物綠豆的嫩芽。

功用

1. 可清熱，改善高血壓。
2. 對膽固醇過高有幫助。
3. 可嫩膚，改善年輕人的青春痘。
4. 改善便祕。
5. 綠豆在發芽的過程中，維生素C會倍數增加，再加上豐富的膳食纖維和核黃素，很適合口腔潰瘍的人食用。
6. 含一種能誘發干擾素的成分，因此能增強身體的免疫力。
7. 綠豆芽所含的營養成分如維生素C和胺基酸含量，比原來的綠豆高七倍。

禁忌

1. 綠豆較易脹氣，但綠豆芽在發芽的過程中，因為酶的作用，較降低了這些腸胃作用。
2. 豆芽菜質嫩鮮美，營養豐富，但吃時一定要炒熟。不然，食用後會出現噁心、嘔吐、腹瀉、頭暈等不適反應。

每100g所含營養成分

熱量	33 kcal
水分	91 g
膳食纖維	1.7 g
粗纖維	0.6 g
維生素A效力	0 RE
維生素C	184 mg
鉀	190 mg
鈣	147 mg
鐵	0.8 mg

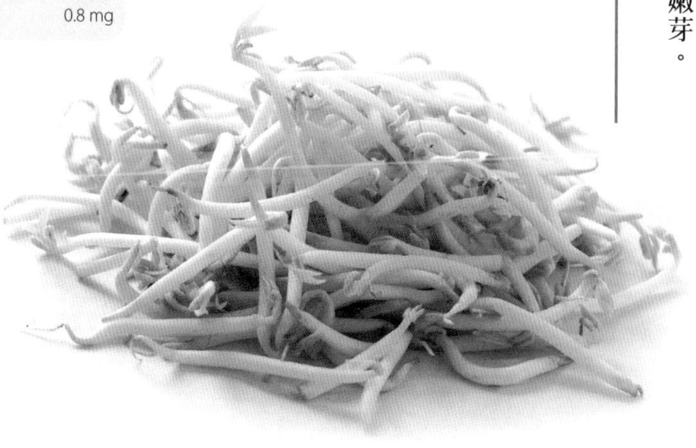

31 黃豆芽

性味　性平，微涼，味微甘。

來源　豆科植物大豆種子經加工而萌生的芽莖。

功用

1. 對腎炎水腫有幫助。
2. 對妊娠高血壓、羊水過多有幫助。
3. 糖尿病口渴者食用有幫助。
4. 可養胃、嫩膚、健腦。

禁忌

黃豆芽色白、脆嫩、多水分，黃豆芽不像黃豆，較無脹氣作用，維生素含量亦高於黃豆。

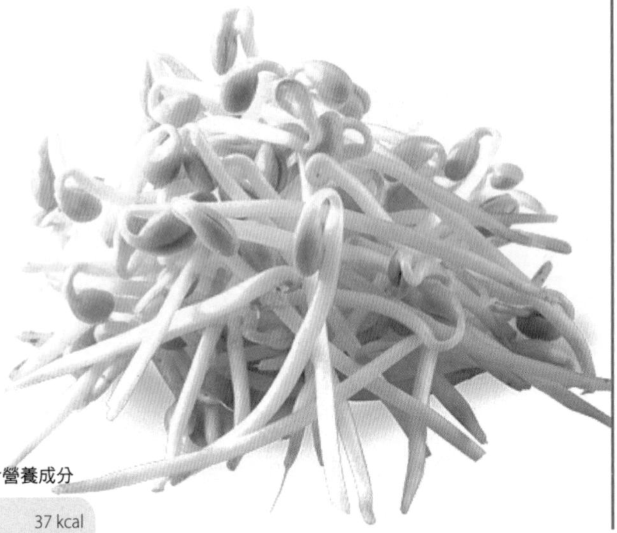

每100g所含營養成分

熱量	37 kcal
水分	88 g
膳食纖維	3 g
粗纖維	0.8 g
維生素A效力	275 RE
維生素C	13 mg
鉀	55 mg
鈣	29 mg
鐵	0.8 mg

32 四季豆

豇豆、敏豆、菜豆

性味　性平，味甘淡。

來源　豆科植物菜豆的種子。

功用

1. 利尿、消腫，對水腫有幫助。
2. 含有優質蛋白質和異黃酮，對心血管疾病、骨質疏鬆和更年期婦女都有幫助。
3. 膳食纖維可通腸利便。

禁忌

1. 四季豆含有硝酸鹽，如果放太久或是沒有煮熟，容易讓人產生頭痛、噁心等症狀，所以要煮熟。
2. 豆類吃過量容易脹氣，所以胃炎、胃潰瘍患者要少吃一點。
3. 四季豆的蛋白質和非必需胺基酸含量較多，所以患有腎臟病、痛風的人要少吃。

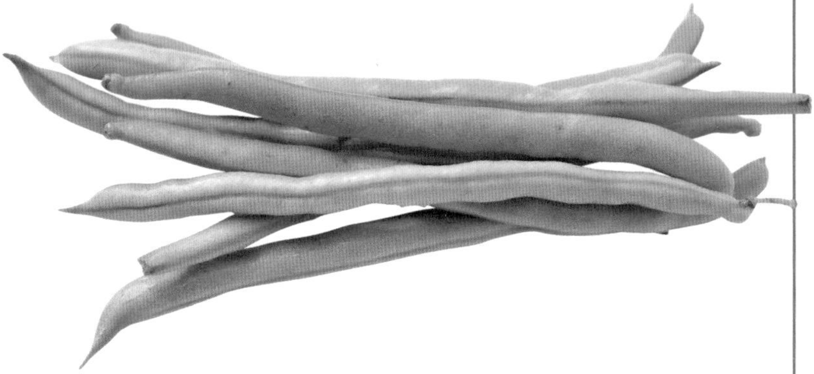

每100g所含營養成分

熱量	30 kcal
水分	91 g
膳食纖維	2.8 g
粗纖維	1 g
維生素A效力	38.3 RE
維生素C	22 mg
鉀	160 mg
鈣	27 mg
鐵	0.8 mg

33 豌豆

荷蘭豆

性味　性平，味甘。

來源　豆科植物豌豆的種仁。

功用

1. 健脾胃，增強腸胃功能。
2. 利尿，改善浮腫尿少。
3. 對乳汁不通有幫助；婦人乳房脹痛、乳汁不下者，食用有幫助。
4. 豐富的膳食纖維可有效防止便祕。

禁忌

豌豆吃多了容易腹脹，脾胃不好的人不要一次吃太多。

每100g所含營養成分

熱量	167 kcal
水分	5.6 g
膳食纖維	8.6 g
粗纖維	3.1 g
維生素A效力	39.2 RE
維生素C	1 mg
鉀	400 mg
鈣	44 mg
鐵	2.5 mg

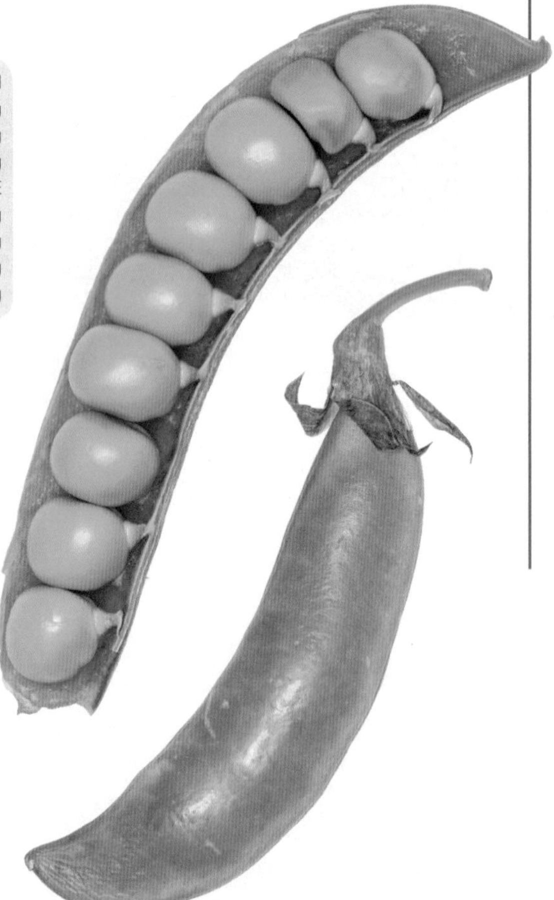

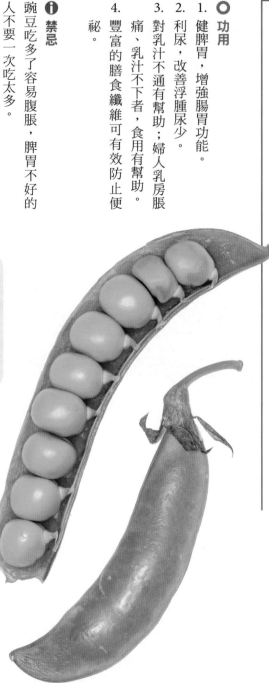

——菌藻類蔬菜——

——食用部位——

此類蔬菜不同於一般的蔬菜。
依其所含成分以及作用，
再分為菇蕈、木耳類及海菜類。
菇蕈及木耳類是菌藻類；海菜類是海中的蔬菜。

菌藻類
（菇蕈、木耳、藻類）

——營養——

主要含蛋白質和微量元素

——中醫療效——

養胃潤肺的作用

——菌藻類家族——

香菇、蘑菇、金針菇、
黑木耳、白木耳、竹笙、
草菇、杏鮑菇

海菜類

——營養——

主要含有碘、鈣、鉀等
礦物質、蛋白質

——中醫療效——

軟堅化結（軟化腫塊）
的作用

——海菜類家族——

海帶、紫菜

34 香菇

性味　性平，味甘。

來源　側耳科植物香蕈的子實體。

功用

1. 對可益脾胃，改善食欲不振。
2. 可改善小兒反覆呼吸道感染。
3. 含有多種酶和種胺基酸，包括必需胺基酸，因此，對人體的健康很有幫助。
4. 含有麥角固醇，在日光照射下可轉化為維生素D，對骨骼有幫助。
5. 香菇多糖和葡萄……可增強免疫力，亦有抗癌作用。
6. 含核酸類物質、豐富的胺基酸及礦物質，可降低膽固醇，預防血管硬化。
7. 高血壓、糖尿病患者適合食用。
8. 年老體弱，表現氣短乏力、食欲不振、小便頻數者食用可改善。
9. 可改善貧血及營養不良，小兒體弱，身材瘦弱者適合食用。

禁忌

1. 許多人在調理香菇時，常把香菇蒂去掉，其實香菇蒂可保留下來食用。
2. 香菇中含有麥角固醇，在接受陽光照射後會轉變維生素D。但如果在吃前過度清洗或用水浸泡，就會損失很多營養成分。
3. 香菇的性質比較滯膩，剛生產完或病後初癒，不宜一次吃太多。

每100g所含營養成分

熱量	40 kcal
水分	89 g
膳食纖維	3.9 g
粗纖維	0.8 g
維生素A效力	0 RE
維生素C	0.2 mg
鉀	280 mg
鈣	3 mg
鐵	0.6 mg

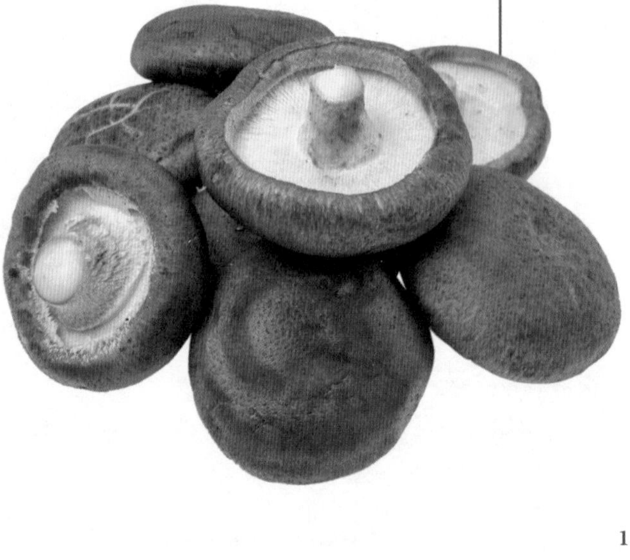

35 蘑菇

洋菇、松茸、西洋菇

性味 味涼，味甘。

來源 黑傘菌科植物蘑菇的子實體。

功用

1. 蘑菇中的水解酶、酪氨酸酶具有降血壓作用，故對改善高血壓有幫助。
2. 蘑菇能誘發人體產生干擾素，對疱疹性口炎病毒有抑制作用。
3. 益腸胃，對脾胃虛弱、飲食不佳及十二指腸潰瘍有幫助。
4. 健脾開胃，改善腹脹、噁心、腹瀉。
5. 可化痰理氣，對咳嗽痰多、肺炎及肺結核有幫助。
6. 對降低血脂有幫助。
7. 含豐富的微量元素硒，能防止過氧化物損害身體。
8. 糖尿病患者食用有益。
9. 含多醣體，具抗癌作用，被稱為「天然抗癌良藥」。

禁忌

1. 洋菇很容易因氧化作用而變黑，這並沒有關係，現在很多洋菇不會變黑，這是經過人工漂白，反而較不好。
2. 不要隨意採摘野蘑菇吃，以免中毒。

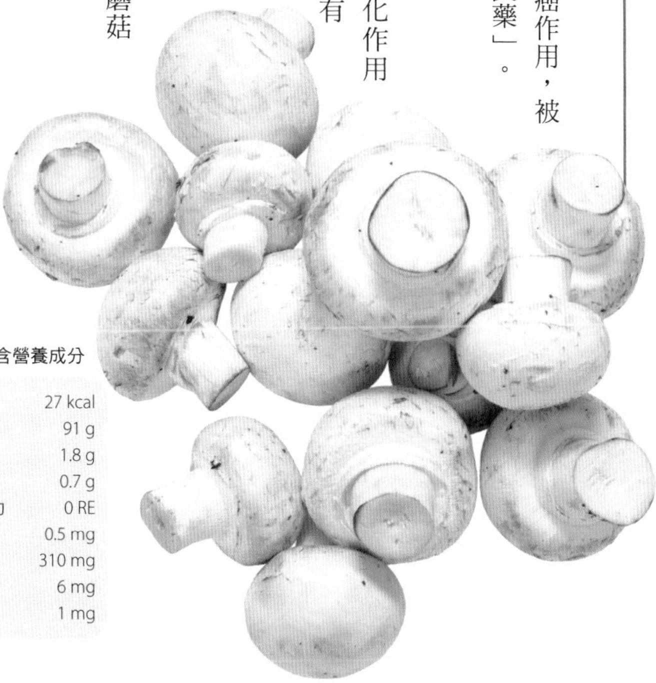

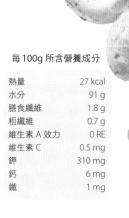

每100g所含營養成分

熱量	27 kcal
水分	91 g
膳食纖維	1.8 g
粗纖維	0.7 g
維生素A效力	0 RE
維生素C	0.5 mg
鉀	310 mg
鈣	6 mg
鐵	1 mg

36 杏鮑菇

乾貝菇、日本雪茸

性味　性平、味甘。

來源　真菌門、擔子菌綱、傘菌目、側耳科、側耳屬。

功用

1. 改善高血脂、高膽固醇。
2. 促進腸胃道消化、增強機體免疫能力。
3. 防止心血管疾病等功效。

說明

1. 杏鮑菇與其它一般品種的香菇的區別是：組織緊密、富有彈性、採摘後保存的時間較一般菇類要長。
2. 杏鮑菇肉質肥嫩適合炒、燒、燴、燉、煮湯及當火鍋用料，即使做涼拌菜，口感都非常好，加工後口感脆、韌，呈白至奶黃色，很好看。

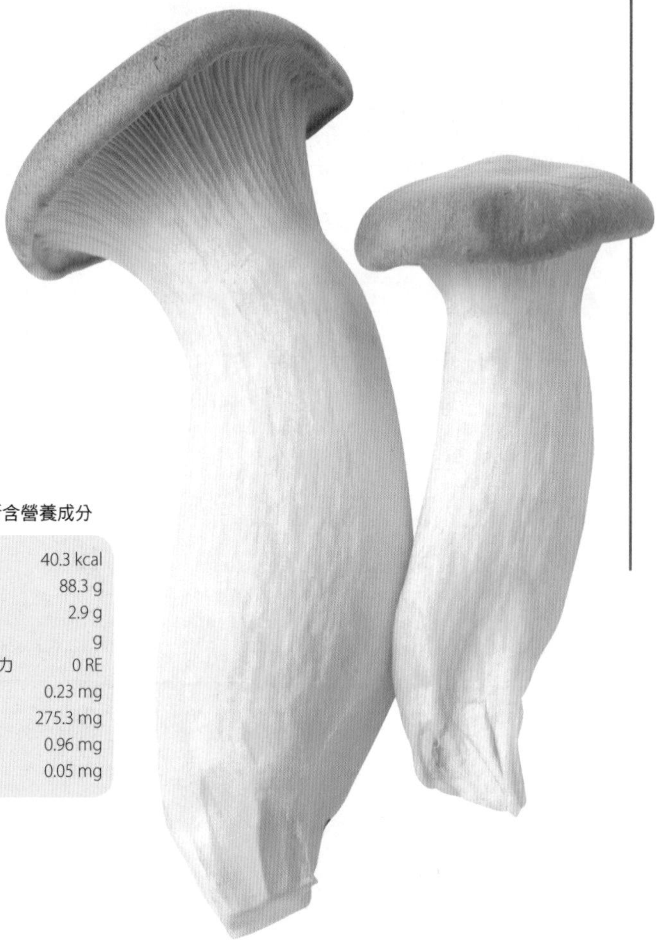

每 100g 所含營養成分

熱量	40.3 kcal
水分	88.3 g
膳食纖維	2.9 g
粗纖維	g
維生素 A 效力	0 RE
維生素 C	0.23 mg
鉀	275.3 mg
鈣	0.96 mg
鐵	0.05 mg

37 金針菇

性味　性平，味甘。

來源　口蘑科金針菇屬的木材腐生菌。

功用

1. 具有健脾益胃的功效，對不思飲食、體倦乏力有幫助。
2. 金針菇又被稱為「增智菇」，能增強記憶力，對兒童智力的提高有幫助。
3. 對降低膽固醇及預防高血壓有幫助。
4. 消化性潰瘍者可食用。
5. 維生素B_1含量豐富，能促進新陳代謝，防止壓力，讓神經系統保持正常。
6. 維生素B_2，可預防濕疹和改善面皰。

說明

1. 金針菇不需要剝開清洗，只要握住底部，輕輕在水中抖動，最後再把根部切除即可。
2. 金針菇是沒有農藥汙染的安全蔬菜。

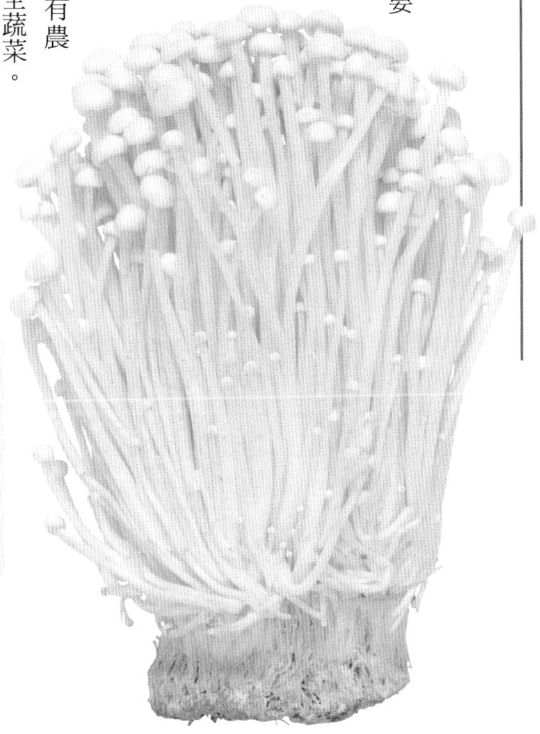

每 100g 所含營養成分

熱量	41 kcal
水分	88 g
膳食纖維	2.9 g
粗纖維	0.7 g
維生素 A 效力	0 RE
維生素 C	0 mg
鉀	430 mg
鈣	0 mg
鐵	0.9 mg

38 草菇

中國蘑菇

性味 性平、味甘。

來源 真菌草菇的子實體，屬擔子菌綱、傘菌目、光柄菇科、苞腳菇屬。

功用

1. 消食袪熱，補脾益氣，清暑熱，防止壞血病，促進傷口癒合，護肝健胃，增強人體免疫力。
2. 追風散寒，舒筋活絡。改善腰腿酸軟，肢體麻木。
3. 草菇的維生素C含量高，能促進人體新陳代謝，提高機體免疫力，增強抗病能力。
4. 草菇蛋白質中，含豐富人體必需胺基酸。
5. 草菇還含有一種異種蛋白物質，對消滅人體癌細胞有幫助。
6. 它能減慢人體對碳水化合物的吸收，是糖尿病患者的良好食品。

禁忌

1. 適合做湯或素炒，無論鮮品還是乾品，浸泡時間都不宜過長。
2. 無論是罐頭製品還是乾製品，都應以菇身粗壯均勻、質嫩、菇傘未開或開展小的品質為佳。乾製品還應菇身乾燥，包澤淡黃豔明，無黴變和雜質。
3. 草菇多作為鮮品食用，不需長期浸泡。但草菇也同其它青葉蔬菜一樣，在生長過程中，特別在人工栽培的生長過程中，經常被農藥噴灑，因此要稍作長時間的浸泡，或用鹽水浸泡。

每100g 所含營養成分

熱量	34 kcal
水分	89 g
膳食纖維	2.7 g
粗纖維	0.6 g
維生素 A 效力	0 RE
維生素 C	0.2 mg
鉀	500 mg
鈣	4 mg
鐵	1.5 mg

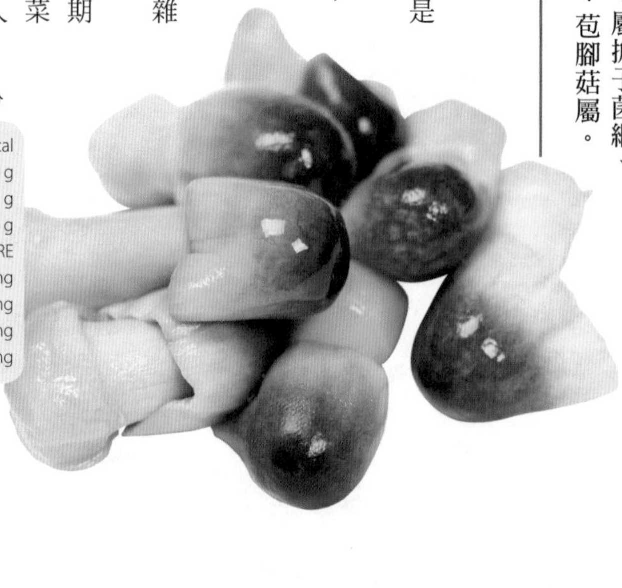

39 白木耳

銀耳、雪耳

性味　性平，味甘。

來源　銀耳科植物銀耳的子實體。

功用

1. 滋陰潤肺，改善無痰的咳嗽（乾咳）、痰中帶血、肺結核及老年性喘息。
2. 益胃生津，改善腸燥便祕。
3. 改善生病後期，體虛氣弱、虛熱、口渴、食欲不振的現象。
4. 扶正固本，強身抗病，白木耳的多糖體能加強白血球和巨噬細胞的吞噬能力，及興奮骨髓的造血功能，故能增強人體的免疫力。
5. 白木耳中的黏糖蛋白對皮膚及膠原組織有很好的營養和保護作用，故可增加皮膚的彈性與光澤。

禁忌

1. 市售的乾品，食用前先用水浸軟再進行烹調。
2. 白木耳能生津化痰、潤肺治咳。咳嗽痰多者不適合食用。

每100g所含營養成分

熱量	49 kcal
水分	88 g
膳食纖維	1.4 g
粗纖維	0.1 g
維生素A效力	0 RE
維生素C	0 mg
鉀	10 mg
鈣	11 mg
鐵	0.5 mg

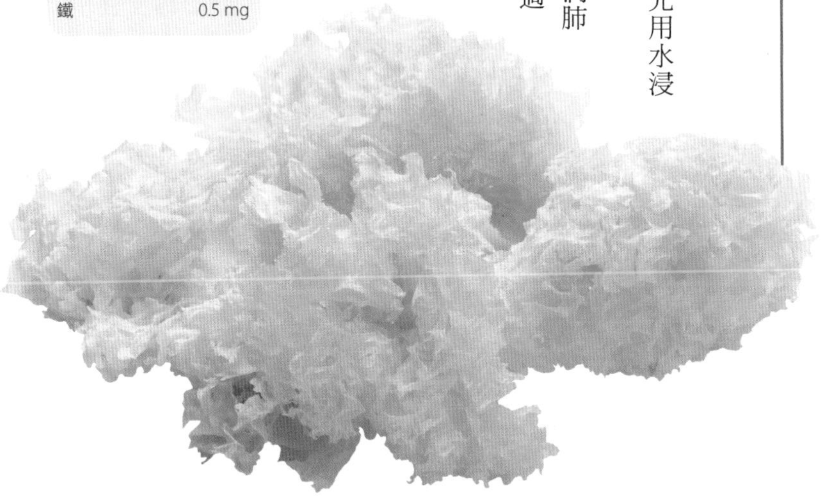

40 黑木耳

木耳

性味　性平，味甘。

來源　木耳科植物木耳的子實體。

功用

1. 可補氣生血，黑木耳鈣、鐵含量高，是補充鈣、鐵的佳品。
2. 可抑制血小板凝集，對冠心病、動脈硬化及高血壓患者有益。
3. 對於高血壓患者頭暈、煩熱、耳鳴的現象，食用可改善。
4. 為膠質菇類，能吸附油脂，刺激腸道蠕動，對於降低膽固醇及肥胖症極有幫助。
5. 改善腰酸腿軟與肢體麻木。
6. 蛋白質含量高，對人體健康很有幫助，可改善久病體虛。
7. 營養素豐富，維生素、卵磷脂、腦磷脂、醣類等，可滋補養顏。
8. 滋潤利腸，可改善便祕、痔瘡。

說明

1. 市售的乾品，食用前先用水浸軟再進行烹調。
2. 黑木耳主要具有滋養、潤燥的功效。以中醫而言黑木耳入腎，白木耳入肺，兩者作用的臟腑不同。

每100g所含營養成分

熱量	35 kcal
水分	91 g
膳食纖維	6.5 g
粗纖維	0.9 g
維生素A效力	03 RE
維生素C	0 mg
鉀	40 mg
鈣	33 mg
鐵	1.1 mg

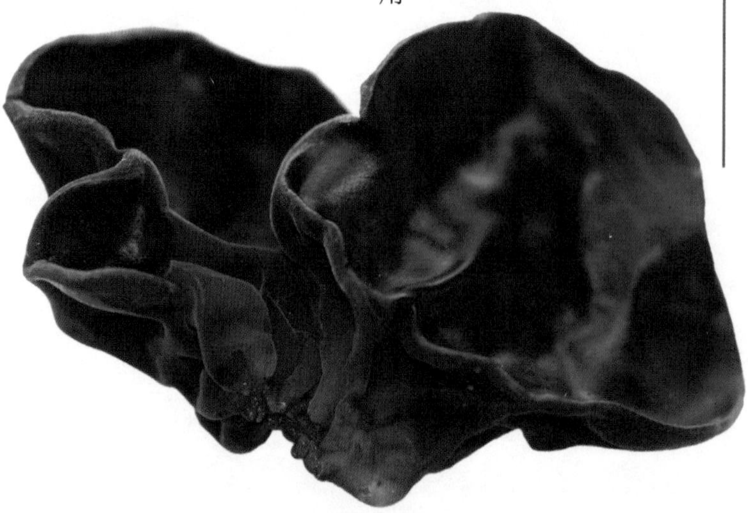

41 竹笙

竹蓀

性味　性平，味甘。

來源　真菌擔子菌綱鬼筆目鬼筆科竹蓀屬的食用真菌。

功用

1. 竹笙含穀氨酸量高而味道鮮美。曬乾後會散發誘人的清香，被譽為「菌中皇后」、「山珍之王」及「蔬菜之王」。
2. 常食竹笙對消除腹壁多餘的油脂有幫助。
3. 對高血壓、高血脂有幫助。

禁忌

竹笙有漂白之虞，所以要泡水泡上兩至三小時，中間要換幾次水，才能去除味道，泡好後頭尾都去掉，只保留中段使用。

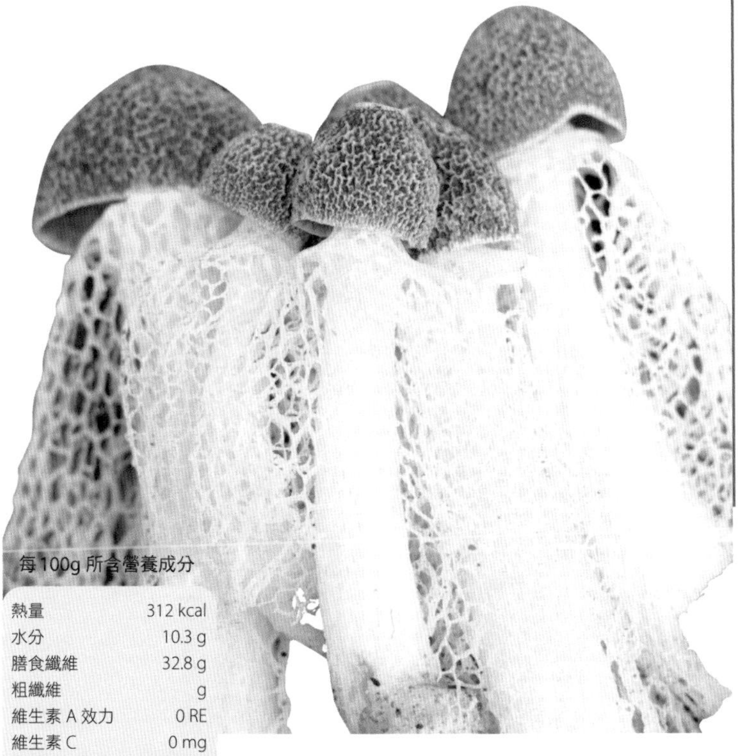

每100g所含營養成分

熱量	312 kcal
水分	10.3 g
膳食纖維	32.8 g
粗纖維	g
維生素A效力	0 RE
維生素C	0 mg
鉀	2400.8 mg
鈣	22.8 mg
鐵	13.6 mg

42 紫菜

性味 性寒，味甘、鹹。

來源 紅毛菜科植物甘紫菜的葉狀體。

功用

1. 可軟堅化痰，對甲狀腺腫大、淋巴結腫大有幫助。
2. 對高血壓、高血脂及冠心病有幫助。
3. 咳嗽痰多，痰味臭的慢性支氣管炎患者，食用可改善症狀。
4. 可清熱利尿，改善排尿色黃、尿澀痛。
5. 含豐富的β胡蘿蔔素，對人體的健康很有幫助。
6. 紫菜100克含鐵90.4 mg，含鐵豐富，但由於紫菜質地較輕，我們一次只吃3克左右，所以也沒有補太多鐵。

每100g所含營養成分

熱量	229 kcal
水分	15.7 g
膳食纖維	11.7 g
粗纖維	2.7 g
維生素A效力	42.3 RE
維生素C	0 mg
鉀	3054 mg
鈣	183 mg
鐵	90.4 mg

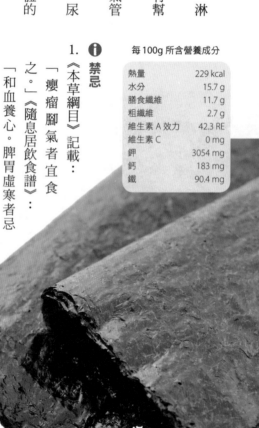

禁忌

1. 《本草綱目》記載：「癭瘤腳氣者宜食之。」《隨息居飲食譜》：「和血養心。脾胃虛寒者忌食。瘤癭腳氣者宜食之。」脾胃虛寒便稀者忌食。
2. 甲狀腺腫大可食之，但甲狀腺機能亢進則須慎食。

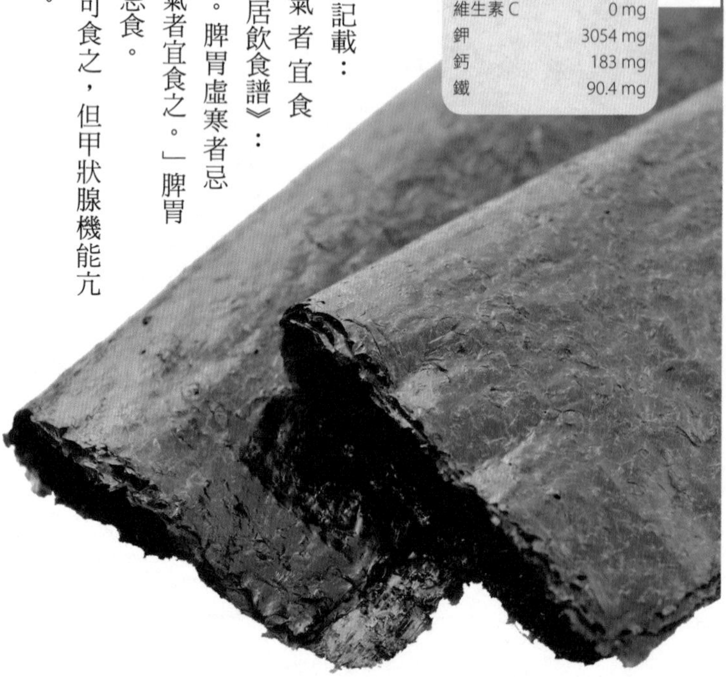

43 海帶

昆布、海草

性味　性寒，味鹹。

來源　大葉藻科植物大葉藻的全草。

功用

1. 含豐富的膳食纖維，可通便。
2. 海帶的褐藻酸對降低膽固醇有幫助。
3. 海帶含鈣豐富，每人每天食用80克，就可以滿足成人每天需要600毫克鈣的要求。
4. 富含碘、鈣、鉀等礦物質，是理想的鹼性食品。
5. 可軟堅散結，因此海帶對甲狀腺腫大有幫助。
6. 海帶含鈉、鐵、錳、銅、砷、硒、鈷等微量元素，對人體的健康很有幫助。

禁忌

1. 性寒，胃寒者不宜多食。所謂胃寒即症見食冷胃不舒、口水清、口淡沒味道。
2. 甲狀腺腫大可食之，但甲狀腺機能亢進則須慎食。

每100g所含營養成分

熱量	224 kcal
水分	16.9 g
膳食纖維	28.4 g
粗纖維	0.7 g
維生素A效力	37.5 RE
維生素C	0 mg
鉀	6032 mg
鈣	737 mg
鐵	2.9 mg

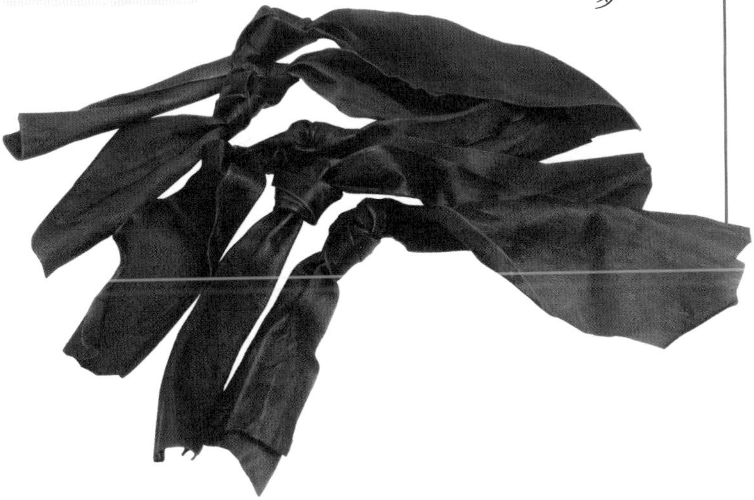

溫熱性蔬菜

食用部位

將各類蔬菜中性味溫熱者，
特別挑選出來做介紹

營養

由於食用部位各不相同，所以主要成分亦不相同。
有些亦可供調味用

中醫療效

發散風寒、溫暖身體的作用

溫熱性類蔬菜家族

韭菜、蔥、大蒜、香菜、薑、辣椒、
芥菜、大頭菜、南瓜

44 蔥

青蔥、蔥白

性味 性溫，味辛。

來源 百合科植物蔥的全草或鱗莖。

功用

1. 可祛風、發汗、散寒，可改善受風寒感冒、身熱惡寒無汗。
2. 改善受風寒引起的頭痛。
3. 能促進消化，增進食欲、止嘔吐以及改善胃部脹滿和胸膈不適。
4. 對非腸炎引起的腹瀉有幫助。
5. 常作調味品，炒菜時加之可去腥味、增香氣，增味提鮮。
6. 受風寒感冒時多用「蔥白」煮湯來喝。
7. 具辛辣和香氣，可興奮神經，促進血液循環。

禁忌

1. 感冒汗出多者，不可再吃蔥或喝蔥湯。
2. 狐臭患者不宜食用，因蔥屬辛散之品，會加重狐臭的味道。
3. 亦因其性辛散之緣故，有眼病、近視者不宜多食。

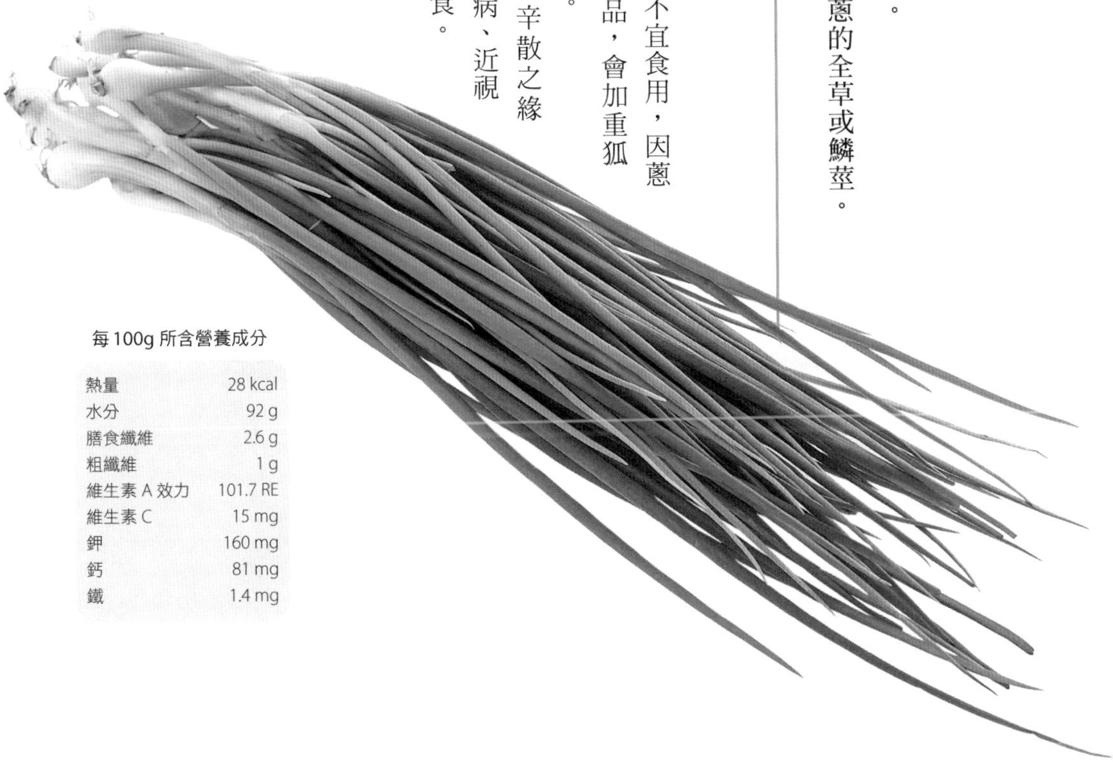

每 100g 所含營養成分

熱量	28 kcal
水分	92 g
膳食纖維	2.6 g
粗纖維	1 g
維生素 A 效力	101.7 RE
維生素 C	15 mg
鉀	160 mg
鈣	81 mg
鐵	1.4 mg

45 香菜

芫荽

性味　性微溫，味辛。
來源　傘形科植物芫荽的帶根全草。

功用

1. 可補虛健胃，改善納食少味的症狀。
2. 有發汗透疹的功效。
3. 可改善脾胃功能，通大小腸積氣，食積氣滯，胃冷脹痛者宜食用。
4. 可利尿。
5. 可祛風，改善風邪頭痛。痲疹初起，透發不暢時可用之。
6. 可解酒，解油膩。

禁忌

1. 作配料用時，可去腥臭，增香氣。
2. 服補藥食不可吃香菜，香菜不可和中藥的白朮、牡丹皮搭配食用，否則補性會降低。
3. 《醫林纂要》：「多食昏目耗氣。」吃多了香菜會頭暈目眩。

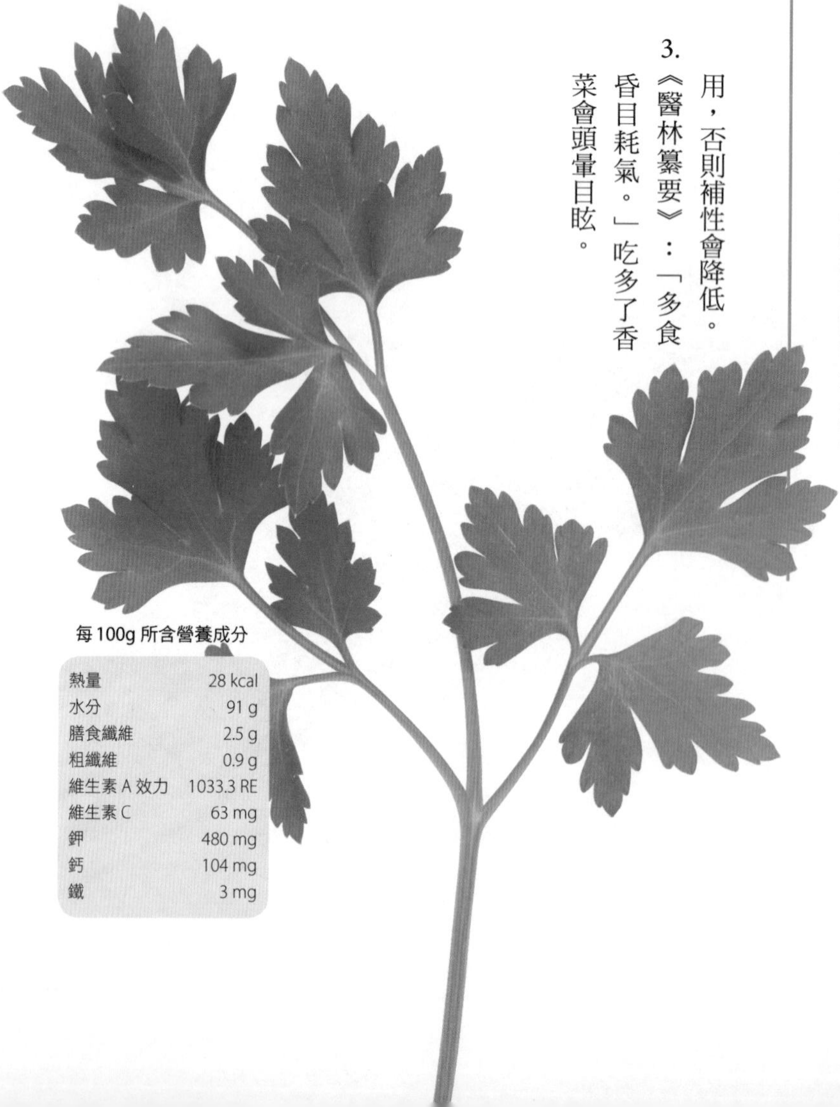

每100g所含營養成分

熱量	28 kcal
水分	91 g
膳食纖維	2.5 g
粗纖維	0.9 g
維生素A效力	1033.3 RE
維生素C	63 mg
鉀	480 mg
鈣	104 mg
鐵	3 mg

46 南瓜

金瓜、番瓜

性味 性溫，味甘。

來源 葫蘆科植物南瓜的果實。

功用

1. 南瓜含有微量元素鈷，鈷是胰島素合成時必要的微量元素，所以南瓜可促進胰島素的分泌，對輕、中度糖尿病有幫助。
2. 預防動脈粥狀硬化。
3. 消除人體內的有害物質（重金屬、放射性元素、食物中的農藥和亞硝酸鹽）。
4. 高血壓患者食用有助益。
5. 開胃健脾益氣，補中益氣。
6. 含豐富的維生素、鎂、鋅，能強精固氣，對男性有幫助。
7. 含β胡蘿蔔素、維生素C和E，可增強抵抗力。
8. 有消炎止痛的作用，對肋間神經痛有幫助。

禁忌

1. 南瓜服食過量易致腹脹。
2. 長期存放，表皮黴爛、瓜囊有異味的老南瓜不能食用。
3. 黃疸、腹脹滿、腹瀉的人不宜多食。

每100g 所含營養成分

熱量	64 kcal
水分	82 g
膳食纖維	1.7 g
粗纖維	0.6 g
維生素 A 效力	874.2 RE
維生素 C	3 mg
鉀	320 mg
鈣	9 mg
鐵	0.4 mg

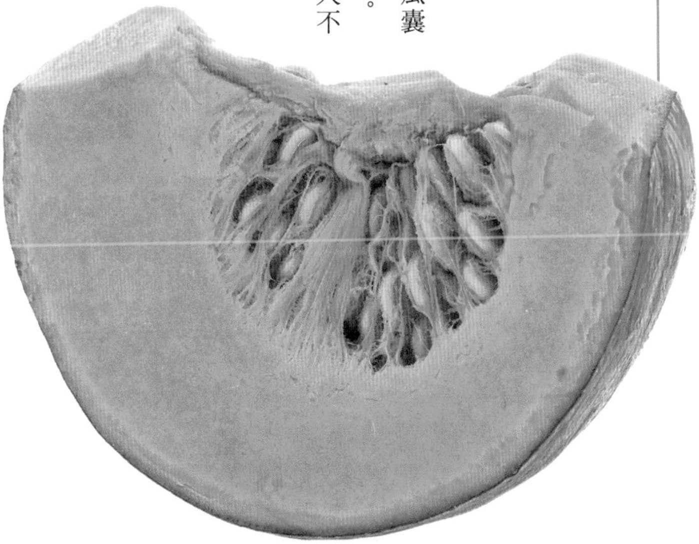

47 辣椒

性味　性熱，味辛。

來源　茄科植物辣椒的果實。

功用

1. 含辣椒素，能刺激口腔中的唾液腺，增加唾液分泌，也可加強消化作用。
2. 可去寒濕，助溫暖，辣椒素可刺激心臟加快跳動，使血液循環加速，有活血助暖的作用，亦可抑制脂肪累積。
3. 可開胃，增進食欲。對改善腹瀉有幫助。
4. 可改善風濕、關節酸痛，但急性關節炎，關節紅腫者不適合。

禁忌

1. 性熱，刺激性強，吃多了可誘發痔瘡、胃痛、牙痛、咽喉腫、目紅。平時不喜食辣者及火氣大的人不可多食。
2. 辣椒所含的粗纖維多，較不易咀嚼咬爛。
3. 支氣管炎咳嗽、消化性潰瘍的人不宜多食。

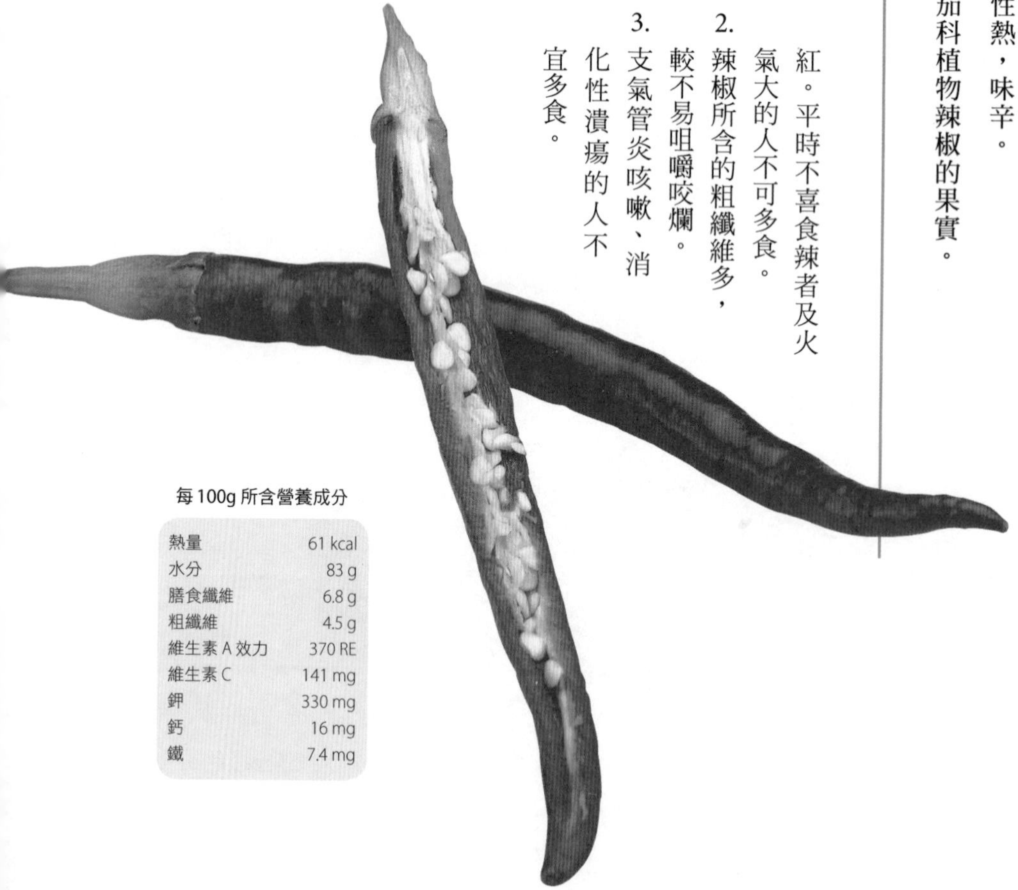

每 100g 所含營養成分

熱量	61 kcal
水分	83 g
膳食纖維	6.8 g
粗纖維	4.5 g
維生素 A 效力	370 RE
維生素 C	141 mg
鉀	330 mg
鈣	16 mg
鐵	7.4 mg

48 薑

嫩薑、生薑、老薑

性味 性溫，味辛。

來源 薑科植物薑的新鮮根莖。

功用

1. 改善風寒感冒寒咳，咳嗽痰多，痰色白，質清稀。
2. 發汗祛風、促進血液循環。
3. 可溫胃，改善胃寒嘔吐，噁心厭食。
4. 可助暖強筋骨、除風寒濕邪。
5. 可減輕暈車、暈船。

禁忌

1. 薑可解腥味，烹調魚或海鮮類食品時，可加薑調理。
2. 當生薑腐爛時，薑內便會產生很強的「黃樟素」，吃進體內，會嚴重影響健康，所以生薑只要有一部分爛掉，便須整個丟棄。
3. 醃漬嫩薑所含的粗纖維多，較不易咀嚼咬爛。

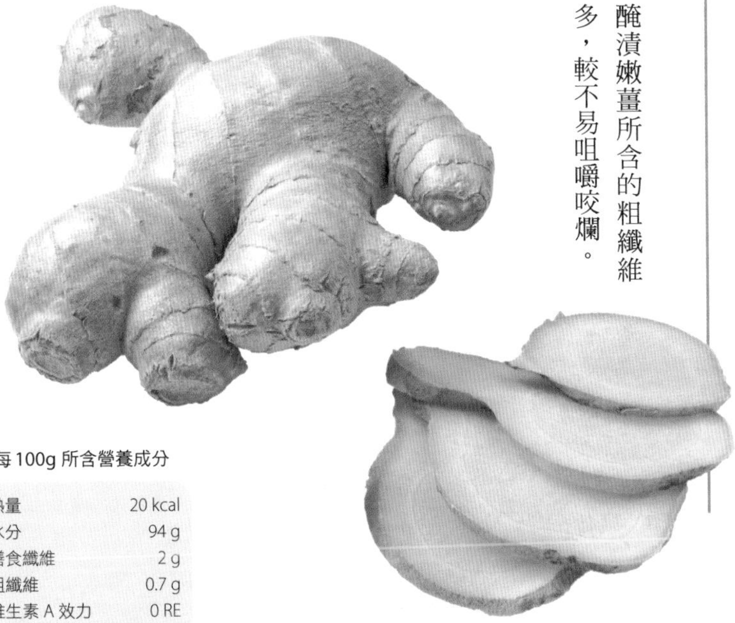

每 100g 所含營養成分

熱量	20 kcal
水分	94 g
膳食纖維	2 g
粗纖維	0.7 g
維生素 A 效力	0 RE
維生素 C	3 mg
鉀	280 mg
鈣	17 mg
鐵	0.4 mg

49 韭菜

性味 性溫，味甘、辛。

來源 百合科植物韭的莖葉及花。

功用

1. 韭菜的香氣含硫的揮發性物質，具有興奮神經和殺菌的功能。
2. 可預防腸道感染，在夏季和腸道感染流行地區，可作預防蔬菜。
3. 韭菜性溫且具有特殊的辛甘香味，可暖胃、開胃增進食欲。
4. 含粗纖維較多，能促進腸道蠕動，保持大便通暢。
5. 對改善虛寒性白帶有幫助。
6. 可暖腰膝，改善腰腿酸軟症狀。
7. 具有溫補肝腎、助陽固精的功效，適用於陽痿早洩、遺精多尿等症。
8. 可行氣、散瘀、活血對跌打損傷有幫助。

禁忌

1. 韭菜屬於溫熱性，吃過量會神昏目眩，喝酒前後不要吃韭菜，因酒屬濕熱之品，若再配上韭菜就會使熱勢加重。
2. 患風熱型感冒、上火發炎、麻疹、肺結核、便祕、痔瘡、目疾……等病患，不宜進食。
3. 韭菜的纖維特粗，有消化道疾病或消化不良者，不可一次吃太多，否則會腹脹難過。
4. 與桑椹同食，會引起腹痛下痢。
5. 與菠菜同食，易引起腹瀉。

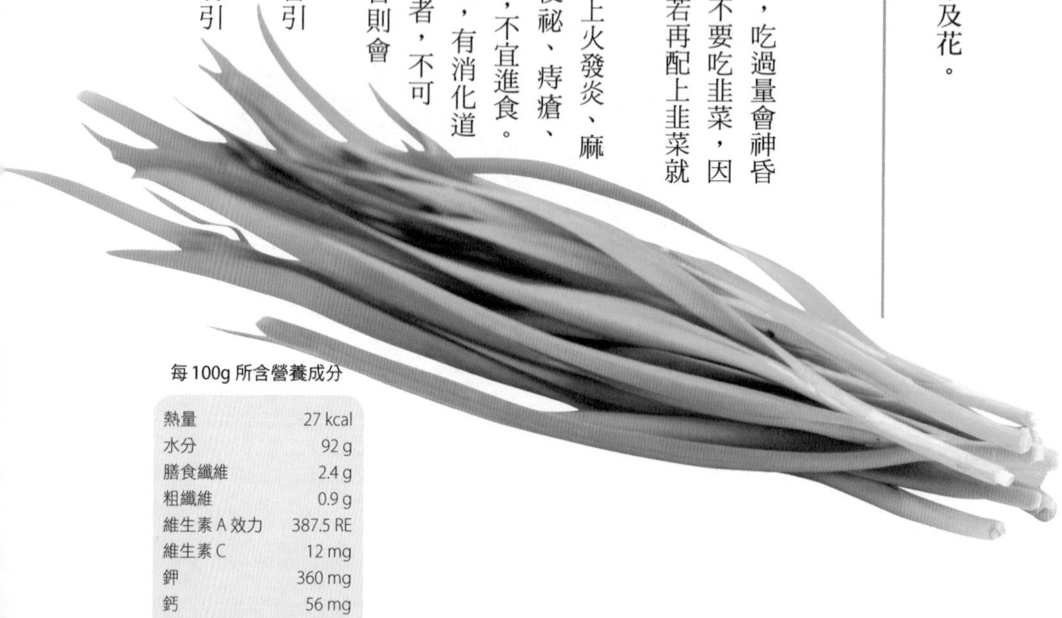

每 100g 所含營養成分

熱量	27 kcal
水分	92 g
膳食纖維	2.4 g
粗纖維	0.9 g
維生素 A 效力	387.5 RE
維生素 C	12 mg
鉀	360 mg
鈣	56 mg
鐵	1.3 mg

50 芥菜

長年菜、菜心、榨菜

性味 性溫，味辛。

來源 十字花科植物芥菜的莖葉。

功用

1. 改善寒咳，咳嗽痰白，痰質清稀。改善受寒後胃痙攣疼痛。
2. 含有豐富的鈣和維生素、菸鹼酸，對皮膚很好。葉用芥菜是俗稱的「長年菜」，是過年的吉祥菜。只吃莖的叫「菜心」，還有用芥菜莖作成的「榨菜」。
3. 含豐富胡蘿蔔素對心血管疾病有幫助。
4. 特殊的香氣，可促進食欲，幫助人體的新陳代謝。
5. 可利尿除濕。

禁忌

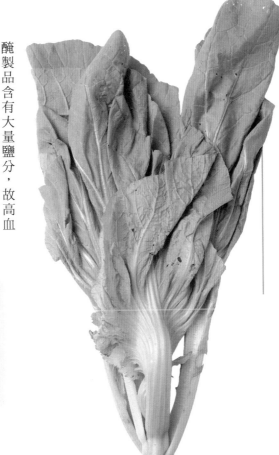

1. 芥菜常被製成醃製品食用，但因醃製品含有大量鹽分，故高血壓、動脈硬化的人宜少食。
2. 由於芥菜含有較多的草酸，易與鈣結合，因此，結石症患者不宜多食。不過正常人沒有一次大量食用的話，不用過度擔心。

每100g所含營養成分

熱量	19 kcal
水分	95 g
膳食纖維	1.6 g
粗纖維	0.5 g
維生素A效力	66.7 RE
維生素C	34 mg
鉀	180 mg
鈣	98 mg
鐵	1.4 mg

51 大頭菜

球莖甘藍、蕪菁

性味 性溫，味辛、苦、甘。

來源 十字花科植物蕪菁的塊根。

功用

1. 改善食積不化，腹脹疼痛。
2. 溫脾胃，開胃。

說明

大頭菜可切片醃漬成鹹菜，鹽漬具有芳香與美味，可常年食用。

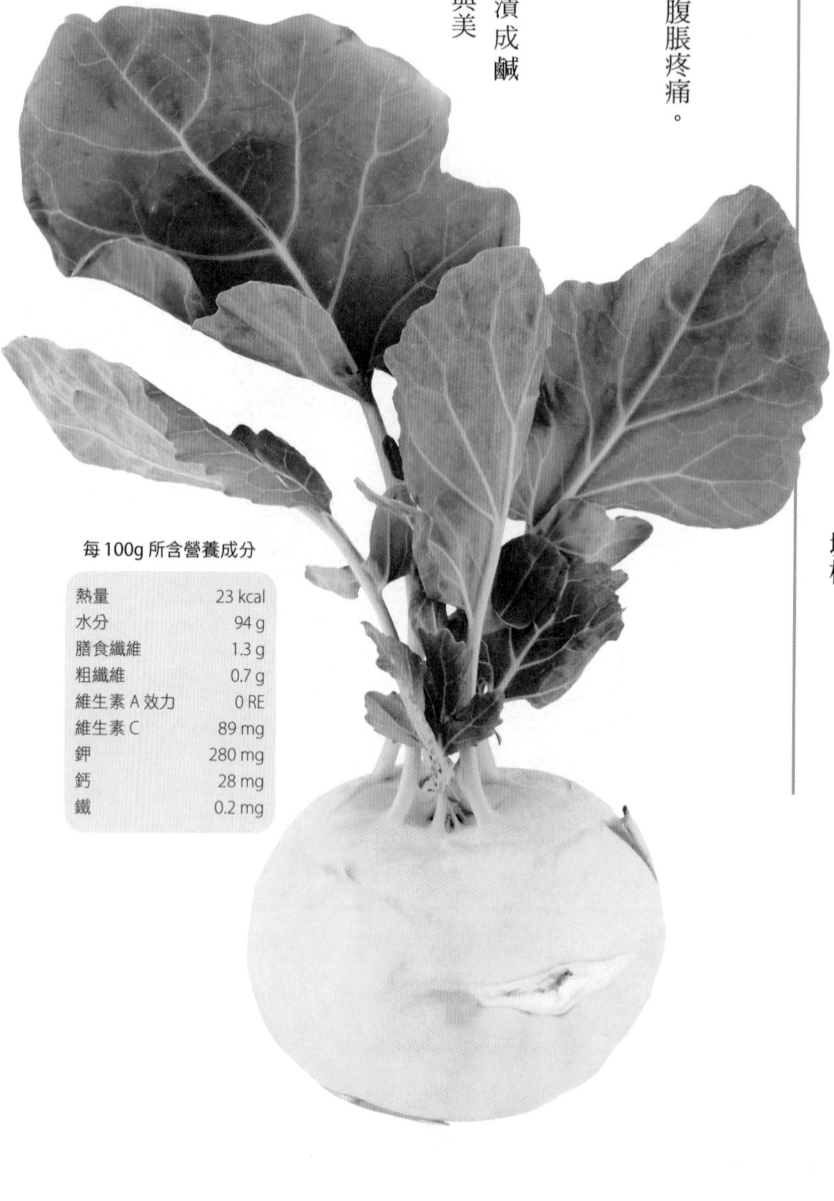

每100g所含營養成分

熱量	23 kcal
水分	94 g
膳食纖維	1.3 g
粗纖維	0.7 g
維生素A效力	0 RE
維生素C	89 mg
鉀	280 mg
鈣	28 mg
鐵	0.2 mg

52 大蒜

蒜頭、青蒜、蒜仔

性味 生者，性熱，味辛；熟者，性溫，味甘。

來源 百合科植物大蒜的鱗莖。

功用

1. 大蒜含有脂溶性的含硫化合物，是一種植物抗生素，有強力的殺菌作用，大蒜有「生長在地裡的青黴素」之稱。
2. 大蒜所含的葫油，有消毒作用，能調整腸道，消除腸內的腐物。
3. 大蒜能降低血清中的膽固醇、三酸甘油酯，可以預防心血管疾病、動脈硬化。
4. 對胃炎、胃潰瘍有幫助。
5. 可和胃溫中，對脘腹冷痛、腹瀉有幫助。
6. 健胃消食，可改善飲食積滯、肚子脹痛。
7. 可潤肺祛痰，對寒咳有幫助，寒咳即咳嗽、痰色白、痰質稀。
8. 調味品，可去腥味、臭味。

禁忌

1. 生蒜性熱，刺激性強，火氣大、胃痛、口齒喉舌腫痛者，不可多吃。
2. 《本草綱目》：「久食損人目。」
3. 吃完大蒜會有難聞的口氣，解除的方法有：口含當歸片、咀嚼茶葉或吃大棗（紅棗）。
4. 大蒜不可與大棗（紅棗．黑棗）同食，易有頭部不適的現象。
5. 大蒜不與芒果同食，否則皮膚容易過敏。因芒果含過敏成分如單烴基苯、二烴基苯、醛酸。

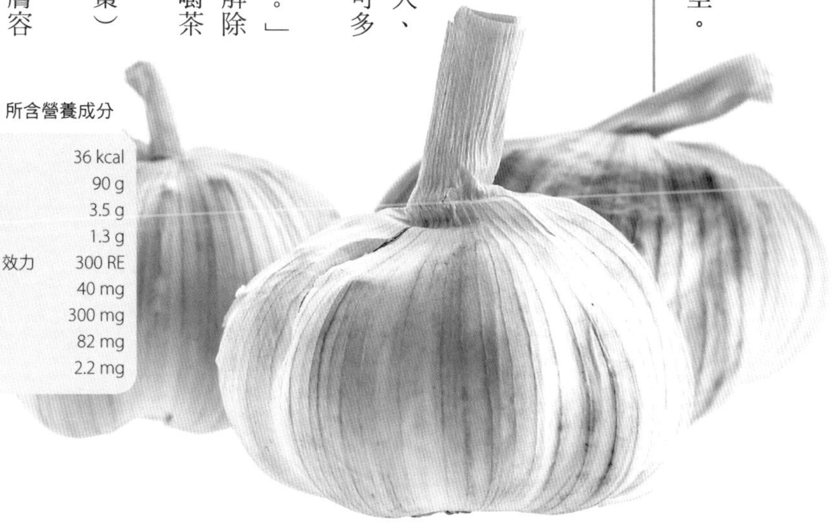

每 100g 所含營養成分

熱量	36 kcal
水分	90 g
膳食纖維	3.5 g
粗纖維	1.3 g
維生素 A 效力	300 RE
維生素 C	40 mg
鉀	300 mg
鈣	82 mg
鐵	2.2 mg

Chapter

3

身體不爽快？對症吃蔬菜！

蔬解常見疾病

本章詳解常見疾病的
對症蔬菜食療和預防護理提醒，
提供讀者日常保健。

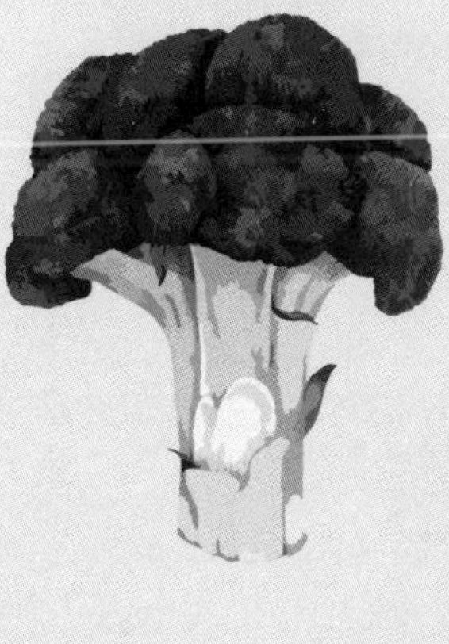

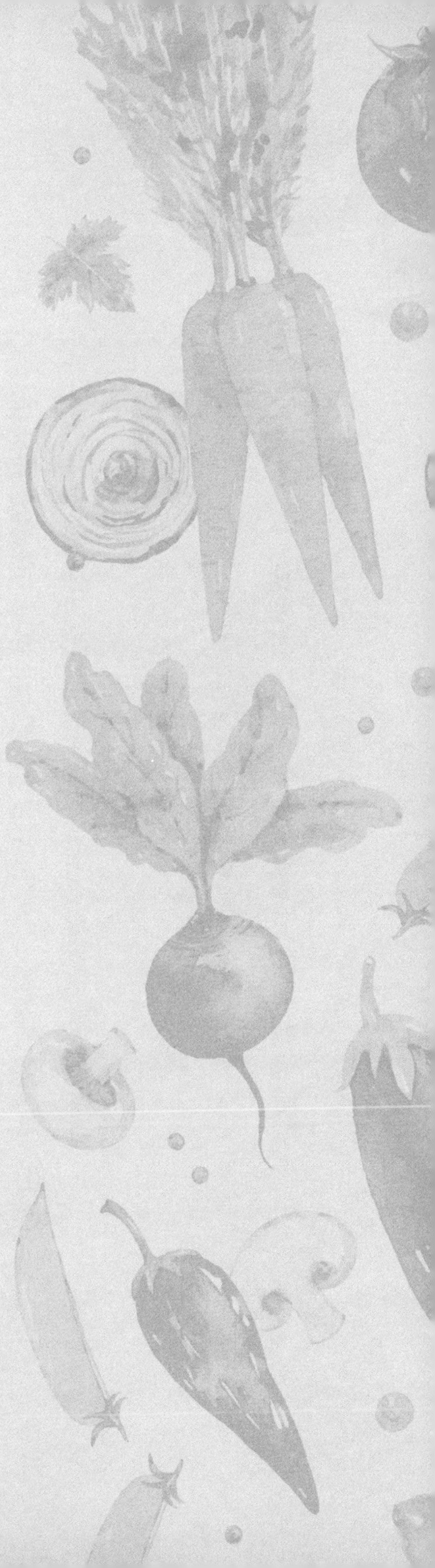

呼吸系統

symptom
01

咳嗽

—咳嗽小知識—

中醫病名　咳嗽

西醫病名　急性鼻咽炎、急（慢）性支氣管炎、支氣管擴張症、肺氣腫、慢性氣道阻塞

適合吃的蔬菜　芥菜、花椰菜、大蒜、冬瓜、葫蘆瓜、絲瓜、山藥、胡蘿蔔、白蘿蔔、磨菇、白木耳、紫菜、蘆筍、蓮藕。

熱咳

白蘿蔔：1. 止咳化痰，對於急、慢性支氣管炎有幫助。
2. 白蘿蔔可止咳化痰，但受風寒、寒咳或乾咳時則不適用。

冬瓜：潤肺消痰，對熱咳有幫助，即症見咳嗽、痰黃、痰黏稠。

絲瓜：有清熱利咽，化痰止咳的作用，對支氣管炎有幫助。

紫菜：咳嗽痰多，痰味臭的慢性支氣管炎患者，食用可改善症狀。

蘆筍：止咳化痰，對熱咳有幫助，熱咳症見咳嗽、痰黃、痰稠、口乾。

蓮藕：可用於發熱病後口乾、舌燥、流鼻血、咳嗽痰中帶血等症。

寒咳

芥菜：改善寒咳，咳嗽痰白，痰質清稀。改善受寒後胃痙攣疼痛。

大蒜：可潤肺祛痰，對寒咳有幫助，寒咳即咳嗽、痰色白、痰質稀。

久咳

胡蘿蔔：潤肺止咳，對慢性咳嗽有幫助。

花椰菜：可潤肺止咳，對久咳有助益。

肺結核

磨菇：可化痰理氣，對咳嗽痰多、肺炎及肺結核有幫助。

白木耳：滋陰潤肺，改善無痰的咳嗽（乾咳）、痰中帶血、肺結核及老年性喘息。

喘咳

葫蘆瓜：潤肺止咳，對支氣管哮喘、慢性支氣管炎有幫助。

山藥：對慢性支氣管炎、咳嗽痰喘等症有幫助。

病因

多數的人在罹患感冒時，才會出現咳嗽症狀，其症狀因人而異又可再區分為咳嗽有痰或無痰兩種。有些人長期久咳不癒，一咳就是好幾個月或是幾年，屬於慢性咳嗽，西醫一般診斷為慢性支氣管炎、肺氣腫或支氣管擴張症。

還有一種咳嗽，是患者本身的氣管較為敏感所引起的；患者平日偶爾會咳個幾聲，感覺喉嚨不太舒服，喜歡清一清喉嚨，這種咳嗽不會咳得很明顯。也有些人是因為鼻子過敏、鼻涕倒流，刺激到咽喉而引起咳嗽。

由此可知，咳嗽並不如想像中單純，依症狀可分為好幾種，治療方法當然也不盡相同。咳嗽也常難以痊癒，因此才有「醫生怕治咳」這句俗話。

症狀分類

由於每個人的咳嗽症狀不盡相同，有寒咳、熱咳、乾咳、久咳等。因此每一種咳嗽所適合的蔬菜當然有所區別。食用適當的蔬菜，適時緩解症狀。茲將各種咳嗽的症狀與適合的蔬菜整理如下頁表格，以供讀者參考。

預防與護理

一、飲食注意事項

1. 在飲食上宜清淡，忌食油膩、辛辣、燥熱（如辣椒、胡椒、酒、羊肉）、刺激性、油炸、燒烤、冰品和寒涼性食物也要避免過量。
2. 不適合吃太甜的東西，因為太甜易生痰。
3. 若有感染症狀時，應禁食薑母鴨、羊肉爐、當歸、人參、黨參、黃耆等補品。只有身體虛弱時，才可服用補品。
4. 若有黃痰、咽喉腫痛，屬熱症時，應禁食補品，也不宜食用辛辣、油炸、咖啡、濃茶、荔枝、龍眼、榴槤、芥菜、大蒜等熱性食物。
5. 若有痰稀白色、咽喉癢，屬寒症時，涼性食物、冰品及瓜果類蔬菜不宜食用，可食較平性的水果（如柳丁、蘋果），亦可用老薑和黑糖或用生蔥和淡豆豉一同煮水來喝，並到被窩裡微微發點汗，有助病情。

二、日常保健

1. 平時即應鍛鍊身體，增強體質，有利於提高抵抗力。
2. 須戒菸，並改善生活環境的品質；若空氣品質不佳，最好戴上口罩，或盡量少出門。
3. 平時也應注意氣候變化，預防感冒。
4. 若咽喉乾燥、痰少不易咳出時，應多喝溫熱開水；喝水時宜先含在口中，再慢慢吞下，如此潤喉化痰的效果較

咳嗽症狀與適合食用蔬菜一覽表

症狀	症狀	適合的蔬菜
乾咳	咳嗽的時候無痰	白木耳、花椰菜
熱咳	感冒時咳嗽劇烈，常伴隨有喉嚨痛	冬瓜、絲瓜、白蘿蔔、蘆筍、蓮藕、紫菜
寒咳	感冒咳嗽，痰成白色，痰稀略帶些黏稠感，口不乾	芥菜、大蒜
久咳	長期咳嗽不癒，連續好幾星期，此種咳嗽已無其它的感冒症狀	花椰菜、胡蘿蔔
肺結核	咳嗽無痰或痰量不多，有時會咳血，且長期久咳不癒	白木耳、蘑菇
氣喘性咳嗽	有氣喘病史，氣喘發作時伴隨有咳嗽的症狀	葫蘆瓜、山藥

好，而且不會造成容易腹脹、頻尿等副作用。

5. 若鼻子較敏感者，除避免食用刺激性食物外，宜注意鼻子的保暖，並加強鼻子穴道的按摩（如迎香穴：鼻翼兩旁）。

6. 若心臟引起的咳嗽，應遵從醫師的指示按時服藥，宜多休息，並避免過度運動。天氣變化大時，應避免出門，以防止病情惡化。

7. 不要忽略咳嗽的症狀，若有不明咳嗽發生時，應即時就醫，詳細檢查，找出病因。切勿胡亂吃藥，以免發生意外。

symptom 02

感冒

—咳嗽小知識—

中醫病名 感冒、傷風、時行感冒

西醫病名 急性鼻咽炎、流行性感冒、上呼吸道感染

適合吃的蔬菜 蔥、生薑、芫荽（香菜）、花椰菜、草菇。

風寒

蔥：1. 可祛風、發汗、散寒，可改善受風寒感冒、身熱惡寒無汗。
2. 改善受風寒引起的頭痛。

生薑：1. 改善風寒感冒寒咳，咳嗽痰多，痰色白，質清稀。
2. 發汗祛風、促進血液循環。

芫荽（香菜）：可祛風，改善風邪頭痛。痲疹初起，透發不暢時可用之。

風熱

花椰菜：花椰菜維生素C含量豐富，吃一小碟即可滿足一天的維生素C需要量。能有效預防感冒，提高免疫力，精神壓力大時可緩解之。

草菇：草菇的維生素C含量高，能促進人體新陳代謝，提高機體免疫力，增強抗病能力。

病因

感冒是一種相當常見的疾病，平均每人一年會感冒一至三次，主要由濾過性病毒所起，可經由空氣或飛沫傳染，已感冒的患者會藉由噴沫傳播感冒病毒，主要經由呼吸道傳染。

一般感冒的症狀有：流鼻水、打噴嚏、咳嗽、喉嚨痛、頭痛、發燒、畏寒、筋骨酸痛、全身無力等症。較容易發生在兒童、抵抗力差的成年人、年長或罹患慢性心肺疾病的人，而且一旦感冒容易有併發症的出現，如肺炎、支氣管炎、心肌炎等。感冒一般會在數天內痊癒，假如出現高燒不退、咳嗽嚴重不癒，或出現呼吸喘促的現象，則必須小心，以免延誤診治。

症狀分類

中醫認為感冒是一種外邪入侵，將其主要分為「風寒外感」和「風熱外感」兩大類；這兩種症型的感冒症狀不一樣，一種偏寒，一種偏熱。必須注意的是這些適合感冒時食用的蔬菜，並非具有直接治療的功效，不過可以緩解症狀，使身體舒服些。

預防與護理

一、飲食注意事項

1. 可服用維他命C，緩和咳嗽、打噴嚏等症狀。
2. 喝熱雞湯，有助於鼻腔黏液流動，加強體內抗病力。
3. 多喝水，補充感冒時所流失的重要體液。
4. 感冒時不吃油膩烤炸的食物，以免加重腸胃負擔。

感冒症狀與適合食用蔬菜一覽表

分類	症狀	適合的蔬菜
風寒感冒	鼻涕清、咳嗽痰白、痰質稀、頭痛、筋骨酸痛，但喉嚨卻不痛等症狀	蔥、薑、香菜
風熱感冒	鼻涕黃稠、咳嗽痰黃、痰質稠、喉嚨痛、口乾及身體發熱等症狀	花椰菜、草菇

5. 風寒型感冒不宜吃寒涼性食物，如白菜、絲瓜、冬瓜、西瓜、甜瓜等。

6. 風熱型感冒不宜吃溫熱性食物，如咖哩、辣椒、大蒜、荔枝、龍眼、榴槤等

7. **適合吃的水果：**木瓜、檸檬、芭樂、橘子、柳橙、葡萄柚、番茄、甘蔗

二、日常保健

1. 加強鍛鍊，適當進行室外活動，以增強體質，提高抗病能力。

2. 注意防寒保暖，在氣候冷熱變化時，及時增減衣被，避免淋雨受涼及過度疲勞。

3. 在感冒流行季節，少去公共場所活動，防止交叉感染。

4. 醋熏蒸法：室內消毒，在每立方米空間裡，準備食用醋5～10毫升，加水一至兩倍稀釋後，加熱蒸薰兩小時，每日或隔日一次，作為流行季節預防之用。

5. 保持樂觀的心情，可促進免疫系統的活力。

6. 多休息，保留體力讓身體復原，也可避免一些併發症，減慢每天的活動，避免過度勞累。

7. 勿抽菸，抽菸會干擾抗感染的纖毛活動，因此感冒時不要抽菸。

8. 以鹽水漱口，可緩解不適。
9. 適度洗熱水澡。
10. 以棉花在鼻子周圍塗些凡士林，以潤滑過度擤鼻的疼痛感。
11. 若發燒38.5℃以上或小孩發燒，應盡速就醫。
12. 任何劇痛都應就診，如：耳痛、扁桃腺腫、鼻竇痛、肺痛或胸痛。
13. 吞嚥極度困難或食欲不振時應就醫。
14. 氣喘或呼吸短促時應就診。

symptom 03

咽痛、聲音沙啞

—咽痛小知識—

中醫病名　喉瘖、失音

西醫病名　急（慢）性喉炎、急（慢）性聲帶炎、聲帶結節、聲帶息肉

適合吃的蔬菜　莧菜、菠菜、金針花、黃瓜、白蘿蔔、油菜、蓮藕、白木耳。

莧菜：因為有抗炎的作用，故對急性腸胃炎及咽喉炎有幫助。

菠菜：1. 止渴潤燥，改善口渴。

2. 提供人體所需的維生素、β胡蘿蔔素和微量元素，所以可以維持正常視力，防止夜盲、眼瞼緣炎、口角糜爛、口唇炎、口腔潰瘍、舌炎。

金針花：對改善聲音嘶啞有幫助。

黃瓜：1. 具清熱解毒功效，對咽喉腫痛、紅眼病等有輔助療效。

2. 黃瓜皮含有抗菌消炎成分，可增加白血球的吞噬作用，對咽喉腫痛也有幫助，所以在煮黃瓜時皮可以不要削太乾淨，帶一點皮較健康。

白蘿蔔：生津解渴，改善聲音沙啞。

油菜：具有清熱解毒、散血消腫的功效，對口腔潰瘍、牙齦出血等有一定食療作用。

蓮藕：生食可清熱潤肺，止口渴，除煩熱。

白木耳：滋陰潤肺，改善無痰的咳嗽（乾咳）、痰中帶血、肺結核及老年性喘息。

病因

引起咽痛或聲音沙啞的原因不勝枚舉，舉凡感冒、大聲喊叫、咳嗽、抽菸、長時間說話或唱歌等。一般而言、感冒或大聲喊叫所引起的喉嚨痛、聲音沙啞，只要多休息，很快就能恢復聲音；但因工作需要而必須長時間說話的人，如老師、歌手、推銷員、客服人員等，聲帶在長期過度的使用下，往往會造成聲音沙啞，即使康復了，也時常反覆發作，令人不勝其擾。

很難緩和的聲音沙啞可能是慢性咽頭炎、慢性喉頭炎、聲帶結節、聲帶息肉、聲帶炎等。如果聲音沙啞持續三週以上仍不痊癒的話，則必須接受耳鼻喉科醫師的診察，診視是否為其它疾病。

症狀分類

中醫在這方面認為咽痛、聲音沙啞與下列原因有關：外感（感冒）時有可能會引起喉嚨痛、聲音沙啞，這時會伴隨其它的感冒症狀，如咳嗽、流鼻涕、頭痛、筋骨酸痛等症。治療上只要治療感冒，感冒好了，喉嚨痛聲音沙啞也會隨之改善。若不是感冒引起，中醫則主要將其分成兩個主要症型：肺燥津少型和肺腎陰虛型。

預防與護理

一、**飲食注意事項**

1. 少吃辛辣物（辣椒、大蒜、蔥、沙茶醬）、燥熱物（茴香、韭菜、肉桂）、刺激性食物（醃製品、咖啡、咖哩）。

2. **適合吃的水果**：梨子、楊桃、香蕉、梅子、草莓、金橘、枇杷、鳳梨、桑椹、甘蔗、西瓜。

二、日常保健

1. 少說話，讓喉嚨休息。
2. 宜放鬆心情，不要太過緊張，以避免喉嚨處於緊繃的狀態。
3. 以鹽水或其它溶液清洗來治療，如洋甘菊茶、檸檬汁，可改善症狀。
4. 增加室內的濕度，才不會因嘴巴吸入乾燥空氣，造成疼痛。
5. 解決鼻塞的問題，減低喉嚨痛的問題。
6. 多喝白開水。
7. 更換牙刷，以免舊牙刷上的細菌侵入。若生病了，復原時應該再換一次牙刷，以免被感染。
8. 睡前一至兩小時內不要吃東西，睡覺時將頭墊高，可防止胃酸逆流，傷害喉嚨。

咽痛、聲音沙啞症狀與適合食用蔬菜一覽表

分類	症狀	適合的蔬菜
感冒引起的喉嚨痛	喉嚨痛、聲音沙啞，這時會伴隨其它的感冒症狀，如咳嗽、流鼻涕、頭痛、筋骨酸痛等症	白蘿蔔
肺燥津少型	聲音沙啞、喉頭乾燥、口乾喜飲水、容易咳嗆等症	莧菜、菠菜、金針菇、黃瓜、白蘿蔔、油菜、蓮藕
肺腎陰虛型	除了肺燥津少型的症狀外，還會有晚上比較睡不好且有煩躁感，手心和足心熱熱的，腰膝酸軟，耳鳴等症狀	白木耳

消化系統

symptom 01

食欲不振、消化不良

—消化不良小知識—

中醫病名　痞滿

西醫病名　胃功能障礙、消化不良及其它胃功能性障礙

適合吃的蔬菜　包心菜、茼蒿、馬鈴薯、芋頭、紅蘿蔔、大頭菜、豌豆、番茄、芫荽（香菜）、香菇、蘑菇、金針菇、油菜、蘆筍、花椰菜、山藥、黃瓜、蓮子、蔥、薑、大蒜。

包心菜：健胃止痛，對胃痛、腹脹、食欲減退及胃或十二指腸潰瘍有幫助。

茼蒿：茼蒿中有特殊香氣的揮發油，對胃脘滿脹、消化不良者食之

有幫助。

馬鈴薯：1.可健脾胃益氣，改善消化不良、食欲不振。
2.可和胃調中，對胃及十二指腸潰瘍、胃炎的腹痛症狀，有緩解的作用。

芋頭：1.改善腸胃功能，益脾胃，調中氣。
2.但若一次吃太多易造成腹脹、胃痛，原本容易脹氣的人尤其要注意。

紅蘿蔔：改善消化不良、腸胃積滯。

大頭菜：1.改善食積不化，腹脹疼痛。
2.溫脾胃，開胃。

豌豆：健脾胃，增強腸胃功能。

番茄：可健胃消食，含檸檬酸和蘋果酸能分解脂肪，促進消化，改善食欲不振。

芫荽（香菜）：1.可補虛健胃，改善納食少味的症狀。
2.可改善脾胃功能，通大小腸積氣，食積氣滯，胃冷脹痛者宜食用。

香菇：可益脾胃，改善食欲不振。

蘑菇：1. 益腸胃，對脾胃虛弱、飲食不佳及十二指腸潰瘍有幫助。

2. 健脾開胃，改善腹脹、噁心、腹瀉。

金針菇：具有健脾益胃的功效，對不思飲食、體倦乏力有幫助。

油菜：改善老人脾胃虛弱。油菜炒食稍具苦味，不過食之可開胃。

蘆筍：健脾益氣，能增進食欲、幫助消化。

花椰菜：可開脾胃，且對胃炎、胃潰瘍患者有輔助治療的作用。

山藥：含澱粉酶和消化酶，可改善胃口不好、消化不良和腹瀉。

黃瓜：黃瓜含有芳香油，可以刺激食欲。

蓮子：能健脾，對食欲不振、腹瀉、面色萎黃者，食之可改善症狀。

蔥：促進消化，增進食欲、止嘔吐以及改善胃部脹滿和胸膈不適。

薑：可溫胃，改善胃寒嘔吐，噁心厭食。

大蒜：健胃消食，可改善飲食積滯、肚子脹痛。

病因

食欲不振大多數發生於夏令時節，起因為天氣過於酷熱。少部分人則由於心情不好，如工作不如意、與家人爭吵，或是在意學業成績等，心情不好反應到生理表現上，引發消化系統的不正常，使得食欲降低。而生病時更容易食不下嚥，一看到食物就覺得異常反胃。

當然如果本身消化系統有問題，如胃炎、消化性潰瘍、便祕等，更是容易誘發食欲與消化困擾；其它疾病如感冒、感染、發燒、肝炎、腎臟病等，也可能伴隨食欲下降的情形。

若是腸胃原本就不好的人，則容易有消化不良的症狀。基本表現為吃完東西後，因其不易消化吸收，需要較久的時間才會消化，導致肚子容易脹氣。

症狀分類

中醫在這方面則認為與脾胃消化功能有關，脾胃氣弱則會讓我們的消化能力降低，所以會有消化不良、胃口不佳、倦怠、腹脹、大便軟溏等症狀，這

食欲不振、消化不良症狀與適合食用蔬菜一覽表

分類	體質	症狀	適合的蔬菜
脾虛證	腸胃原本就不好的人	消化不良、不思飲食、倦怠、腹脹、大便軟溏	包心菜、茼蒿、馬鈴薯、芋頭、紅蘿蔔、大頭菜、豌豆、番茄、芫荽、香菇、蘑菇、金針菇、油菜、蘆筍、花椰菜、山藥、黃瓜、蓮子、蔥、薑、大蒜。
肝鬱證	情志不暢的人	時常心情不好，壓力大，情緒因素會影響飲食狀況，食欲下降，消化不良	

屬於「脾虛證」。如果是壓力造成的食欲不振則屬於「肝鬱證」。

預防與護理

一、飲食注意事項

1. 避免吃難消化的食物，如糯米類製品（粽子、湯圓）、烤炸油膩、調味重的食品。
2. **適合吃的水果：**奇異果、鳳梨、蘋果、番茄、柚子、檸檬、枇杷、草莓、百香果、木瓜、金橘

二、日常保健

1. 健康的人常因壓力、精神緊張或肉體疲勞，而有食欲不振的情形，只要好好修養身心、放鬆心情就能有所改善。
2. 患有胃病或消化系統疾病的人，常引起食欲不振、消化不良，必須積極治療原疾病，方可有所改善。
3. 飯後宜稍微散步走動，不宜馬上坐下或躺下。
4. 平時要有適度的運動，以免腸蠕動降低。亦可做腹部按摩，以順時針的方向按摩肚臍周圍。

symptom
02

呃逆（打嗝、氣上逆、噁心、反胃）

—呃逆小知識—

中醫病名　呃逆、噦、嘔吐、吐涎
西醫病名　橫膈肌痙攣、神經性嘔吐、胃炎、幽門痙攣或梗阻
適合吃的蔬菜　生薑、蓮藕、蘑菇。

生薑：可溫胃，改善胃寒嘔吐，噁心厭食。
蓮藕：生食可清熱潤肺，止口渴，除煩熱。
蘑菇：1. 益腸胃，對脾胃虛弱、飲食不佳及十二指腸潰瘍有幫助。
2. 健脾開胃，改善腹脹、噁心、腹瀉。

病因

通常打嗝、氣上逆與進食的食物有關，若吃了太多澱粉類食物，便容易使胃酸上升而引起打嗝；或進食速度過快，或本身腸胃不好者，像是胃炎、消化性潰瘍、消化不良等症狀，也極易產生這種現象；而暈車、暈船、孕

婦懷孕時也易有噁心、反胃、嘔吐等反應。

有的是因為宿食滯留腸胃，有的則與情緒因素有關，常於精神刺激及緊張壓力大時誘發或加重。腸胃功能虛弱的人，也容易會有呃逆的現象，尤其是胃不好的人。

若除了噁心、嘔吐之外，還出現劇烈腹痛，或腹瀉，很有可能罹患急性腸胃炎或急性腸胃症，最好及早接受醫師的診斷及治療，以免延誤病情。

症狀分類

呃逆俗稱「打嗝」。中醫認為這與胃氣上逆、失於和降有關。證型則分為食滯不化、胃中痰火、肝胃不和、脾胃虛寒、胃陰不足等型。茲將比較重要的實證和虛證兩類證型列出作比較。

預防與護理

一、飲食注意事項

1. 飲食方面，對於脾胃素虛（消化力差，吃一點東西就飽了）患者，飲食不宜過多，可少量多餐，同時勿食生冷瓜果等物及誤服寒涼之藥。

若胃中有熱者（平時食量大、吃很多），忌食肥甘厚膩、辛辣、香燥、菸酒等物及溫燥之藥。

2. 少吃澱粉類食物以免胃酸增多引起打嗝。
3. 減少乳糖攝取量。
4. 避免可能產生氣體的食物，如豆類、甘藍菜、綠花椰菜、甘藍菜芽、洋蔥、花椰菜、全麥麵粉、白蘿蔔、香蕉。
5. 纖維攝取應適度漸進，以免因快速增加纖維而引起排氣不良。
6. **適合吃的水果：**枇杷、柚子、山竹、檸檬

二、日常保健

1. 起居有常，生活規律，避免吹風受寒。
2. 保持心情舒暢，避免精神刺激。
3. 進食速度不宜過快。
4. 吃飯時不說話，可避免打嗝。

呃逆症狀及適合食用蔬菜一覽表

分類	證型	症狀	適合的蔬菜
實證	胃火上衝證	打嗝的聲音很響亮，口臭，煩渴喜冷飲，便祕	蓮藕
虛證	脾胃陽虛證	打嗝的聲音很低沉無力，氣不接續，不思飲食，面黃肌瘦，容易疲倦，手足易冰冷	薑、蘑菇

symptom 03

腹瀉

—腹瀉小知識—

中醫病名　泄瀉

西醫病名　急（慢）性腸炎、激躁性結腸症、功能性腹瀉、腸功能障礙、大腸局部性腸炎、腸潰瘍

適合吃的蔬菜　莧菜、花椰菜、洋蔥、大蒜、山藥、蔥。

莧菜：因為有抗炎的作用，故對急性腸胃炎及咽喉炎有幫助。

大蒜：1. 大蒜含有脂溶性的含硫化合物，是一種植物抗生素，有強力的殺菌作用，大蒜有「生長在地裡的青黴素」之稱。

2. 大蒜所含的葫油，有消毒作用，能調整腸道，消除腸內的腐物。

3. 可和胃溫中，對脘腹冷痛、腹瀉有幫助。

花椰菜：對慢性腹瀉，腸功能紊亂者有幫助。

洋蔥：可抗菌，對慢性腸炎有幫助。

山藥：山藥含澱粉酶和消化酶，可改善胃口不好、消化不良和腹瀉。

蔥：對非腸炎引起的腹瀉有幫助。

病因

可分為病理性或是生理性腹瀉兩種，其中又以生理性所引起的腹瀉較為常見，如飲食過量、喝太多冷飲等。只要各方面飲食稍不留意，便易造成腸胃的不適而導致腹瀉，這種腹瀉只需在飲食上多加小心，即可避免再次發生。另外，某些人一緊張就會想要上廁所，如學生遇到考試，或是上班族工作壓力太大，或須上臺簡報時，也都極易有腹瀉的情形產生。

如果情況再惡化，腸子變得相當敏感，一遇到刺激便想往廁所裡跑，一天可以來回好幾趟，但前往醫院診斷，甚至做了大腸鏡檢查，卻都沒有發現什麼特別的問題，而服用西藥雖然可以止瀉，但停藥之後卻又極易復發，反反覆覆下來，患者多半不堪其擾。這樣嚴重的情況，就可能是罹患「大腸激躁症」。

另有一種腹瀉要特別注意，當發作時伴隨著嘔吐、劇烈腹痛或發燒，此時得趕緊前往醫院接受醫師的診察，判斷是否為急性腸胃炎或食物中毒，切勿輕忽了事，以免造成遺憾。

症狀分類

中醫將腹瀉分成許多證型，排除暴飲暴食或誤食不潔之物的病史後，腹瀉與中醫的脾是最有關係的，而中醫的脾又與消化能力有關。中醫的脾並不等於西醫的脾臟，脾虛會導致腸胃虛弱、運化水穀的功能下降，導致腹瀉。若伴隨有情緒因素則是中醫的肝鬱現象，則會見到腹瀉因情緒緊張或壓力大時誘發發作。

預防與護理

一、飲食注意事項

1. 注意飲食衛生，勿食餿腐變質或不潔之物，以防損傷脾胃。
2. 勿過食生冷，或肥甘厚膩、不好消化的食物，

腹瀉症狀與適合食用蔬菜一覽表

分類	體質	症狀	適合的蔬菜
脾虛證	腸胃原本就不好的人	腹瀉伴隨有消化不良、不思飲食、倦怠、腹脹	花椰菜、大蒜、蔥、山藥
肝鬱證	情志不暢的人	腹瀉會因情緒緊張或壓力大時誘發發作	花椰菜、蔥、山藥
腸炎腹瀉	所有體質皆有可能	腹瀉急性發作，有誤食不潔之物的病史	莧菜、大蒜、洋蔥

或酒食無度，使脾胃功能失調。

3. 飲用牛奶可能造成下痢，避免含有乳糖的食物。

4. 小心使用藥品，以免帶來下痢的副作用。

5. 避免飲用碳酸飲料。

6. **適合吃的水果：**梅子、芭樂、釋迦、石榴、奇異果、荔枝。

二、日常保健

1. 夏季或梅雨季節，勿多貪涼露宿，或冒雨涉水，或久臥濕地，以防濕邪入侵，脾陽受困。

2. 注意情緒因素，不要太緊張或壓力過大以免肝鬱乘脾。

3. 腹瀉期間，注意臥床休息，心情舒暢，切忌煩惱。

4. 注意保暖，切勿受濕受涼，以免病情反覆或加重。

5. 飲食清淡，勿食油膩食物或不易消化食物，或生冷瓜果等。也須避免一次進食大量的食物。

6. 嚴重腹瀉時必須禁食，並且注意補充水分，以免脫水。

symptom
04

便祕

—**便祕小知識**—

中醫病名　便祕、大便難、脾約、大便燥結、腸結

西醫病名　便祕

適合吃的蔬菜　小白菜、韭菜、芹菜、空心菜、菠菜、地瓜、綠豆芽、莧菜、茼蒿、白木耳、黑木耳。

實祕

小白菜：含膳食纖維較多，可以促進腸壁的蠕動，幫助消化，防止大便乾燥。

芹菜：可刺激腸壁加速蠕動，促使食物殘渣和有害物質排出體外。

空心菜：1. 可清腸胃，潤腸通便，緩解口臭及大便乾燥。
2. 空心菜中粗纖維的含量豐富，由纖維素、半纖維素、木質素、膠漿及果膠等組成，具有促進腸蠕動，通便解毒作用。

菠菜：可潤腸通便，對頑固便祕有幫助。

綠豆芽：改善便祕。

莧菜：有通便的作用。

茼蒿：可通便，適用於大便乾結。

虛秘

韭菜：含粗纖維較多，能促進腸道蠕動，保持大便通暢。

地瓜：豐富的膳食纖維可潤腸通便，改善便祕、痔瘡。

白木耳：益胃生津，改善腸燥便祕。

黑木耳：滋潤利腸，可改善便祕、痔瘡。

病因

便祕，可分為功能性及器質性便祕兩種，其中又以功能性便祕較為常見。便祕常因為偏食、飲水不足、環境改變或壓力，而造成好幾天才排便一次；久而久之，便易形成習慣性便祕。其實，老人家也常有便祕的困擾，多半是由於因為年紀大、體質較差，或牙齒不好，進食較不方便，使得營養失衡，進而引發便祕。

除此之外，保持運動的習慣也是很重要的，不論年輕與否，只要缺乏運動就會使腸蠕動變差，造成排便不易，因此長期臥床或久坐的人，也較易罹患此症。

而器質性便祕則是因為大腸粘黏，或有病變阻塞腸道所引起的，這種便祕必須請醫師加以診治。

症狀分類

中醫的便祕可簡單分成實祕和虛祕兩種。一般來說平時喜歡吃辛辣厚味、油炸食品的人，或者是身體壯實燥熱的人，腸胃容易積熱，導致大便乾結不易出，這屬於實祕。老年人的便祕常因氣血不足、陰津虧損，因為腸道濕潤度不夠，再加上身體較虛弱，導致雖有便意，但到廁所大便，卻努力許久也大不出來，這是屬於虛祕，長期服軟便劑或瀉藥無法根本解決問題，必須多方面調養才可獲得改善

預防與護理

一、飲食注意事項

1. 勿過食辛辣厚味，或飲酒無度。
2. 避免燒、烤、炸、辣、乾酪、巧克力、馬鈴薯等容易造成便祕食物。
3. 宜多食清淡及含高纖維質的蔬菜和水果。
4. 適合吃的水果：香蕉、桑椹、桃子、西瓜籽仁、梨子、甘蔗、火龍果、酪梨、百香果

二、日常保健

1. 養成每日固定時間排便的習慣。
2. 早晨起床可喝一杯溫開水，以利排便。
3. 多運動，每天至少走路三十分鐘，一天至少飲用1.5公升升以上的水，且少量多次。
4. 便祕患者可在腹部以肚臍為中心，做順時針方向按摩。
5. 情緒安定，戒憂思鬱怒，以免火氣太大。

便祕症狀及適合食用蔬菜一覽表

分類	體質	症狀	適合的蔬菜
實祕	身體壯實燥熱的人	大便硬、數日解便一次、口乾舌燥	小白菜、芹菜、空心菜、菠菜、地瓜、綠豆芽、莧菜、茼蒿
虛祕	老年人、身體虛弱的人	雖有便意，但到廁所大便，卻努力許久也大不出來，大便或硬或軟	韭菜、黑木耳、白木耳、地瓜

6. 虛祕患者，氣血虛弱，或年老，或產後，或身體十分虛弱，排便時以採用坐式大便器為宜，勿使臨廁久蹲，或太用力大便。

7. 經常性便祕患者，不養成服藥通便的依賴性。應從多方面調治，如搭配全身運動、腹部按摩，隨時保持心情舒暢，多食蔬菜及潤腸食物，定時排便，均有利便祕的改善。

symptom
05

消化性潰瘍

—消化性潰瘍小知識—

中醫病名　胃痛、胃脘痛、腹痛、吐酸、吞酸、嘈雜

西醫病名　消化性潰瘍

適合吃的蔬菜　包心菜、花椰菜、大蒜、馬鈴薯、磨菇、金針菇。

包心菜：健胃止痛，對胃痛、腹脹、食欲減退及胃或十二指腸潰瘍有幫助。

花椰菜：可開脾胃，且對胃炎、胃潰瘍患者有輔助治療的作用。

大蒜：對胃炎、胃潰瘍有幫助。

馬鈴薯：可和胃調中，對胃及十二指腸潰瘍、胃炎的腹痛症狀，有緩解的作用。

磨菇：益腸胃，對脾胃虛弱、飲食不佳及十二指腸潰瘍有幫助。

金針菇：消化性潰瘍者可食用。

病因

消化性潰瘍依照發生部位可分為胃潰瘍、十二指腸潰，因胃與十二指腸的黏膜受到胃酸的傷害而有剝落現象。大部分患者會有上腹部疼痛症狀，有些人會伴隨噁心嘔吐、食欲不振、胃脘燒灼感、饑餓痛、便祕或腹瀉等症狀。

消化性潰瘍嚴重者會有胃穿孔、胃出血的情形，若有解黑便的症狀，必須緊急救醫診治。造成消化性潰瘍的原因有很多，主要原因有：

1. 遺傳。
2. 氣侯：好發於秋冬，冬春季節交替時。
3. 情緒：好發於壓力大時。
4. 飲食：刺激性、重口味的食物。
5. 藥物：服用消炎、止痛藥。
6. 感染幽門螺旋桿菌。

症狀分類

實驗顯示對十二指腸潰瘍有幫助的蔬菜有芥菜、高麗菜、花椰菜、大蒜、南瓜、馬鈴薯、蘑菇、金針菇，若還伴隨下述症狀，可依下表選擇適合的蔬菜做搭配食用。

預防與護理

一、飲食注意事項

1. 吃飯要細嚼慢嚥，心情要放鬆，飯後略作休息再開始工作。
2. 吃飯要定時定量。
3. 少量多餐，除三餐外，並於上、下午睡前各加一次點心。
4. 食用溫和飲食，即無刺激性、含低纖維質、易於消化，具有足夠營養的飲食。
5. 每餐進食最好都含有蛋白質豐富的食物，如：魚類、瘦肉等，不要純吃澱粉食物。
6. 煮法應以蒸、煮、燉或製成糊泥狀較易消化，避免煎、烤、炸、辣。

消化性潰瘍症狀及適合食用蔬菜一覽表

症狀	適合的蔬菜
呃逆、噁心、反胃	生薑、蓮藕、蘑菇。
食欲不振	包心菜、茼蒿、馬鈴薯、芋頭、紅蘿蔔、大頭菜、豌豆、番茄、芫荽、香菇、蘑菇、金針菇、油菜、蘆筍、花椰菜、山藥、黃瓜、蓮子、蔥、薑、大蒜。
腹瀉	莧菜、花椰菜、洋蔥、大蒜、山藥、蔥。
便祕	小白菜、韭菜、芹菜、空心菜、菠菜、地瓜、綠豆芽、莧菜、茼蒿、白木耳、黑木耳。

7. 實驗顯示果膠對十二指腸潰瘍有益，而富含果膠的水果有蘋果、木瓜。

二、避免食用的食品

1. 調味煉乳等。
2. 煎蛋、滷蛋。
3. 未加工的豆類，如：黃豆、紅豆、綠豆、蠶豆等。
4. 過老或含筋的肉類，如：牛筋、蹄筋。
5. 五穀根莖類：糯米及其製品。
6. 蔬菜類：纖維粗的蔬菜如：高麗菜乾、梅乾菜、竹筍等；蔬菜的梗部、莖部和老葉。
7. 辣椒、胡椒、蒜、咖哩、沙茶醬、芥茉等刺激性調味料。
8. 甜點：甜餅乾、紅豆湯、綠豆湯、糯米、點心等。
9. 肉汁如雞湯、濃排骨湯等。
10. 油炸食物。
11. 烤製食物，如烤雞的皮。
12. 濃茶、咖啡、酒等刺激性飲料。
13. 核果類，如炸腰果、核桃、花生等。

三、日常保健

1. 避免熬夜、生活規律。
2. 避免壓力及情緒緊張。
3. 注意溫度變化、身體保暖。
4. 避免抽菸、飲酒。
5. 病情較重當臥床休息，防止一切精神刺激，並注意保暖，避免受寒著涼。
6. 平時避免吃消炎或止痛類藥物。
7. 對於合併嘔血或便血，應隨時注意，出血量的多寡及其顏色。特別是注意大便顏色的改變。

心血管系統

symptom
01

高血壓

—**高血壓小知識**—

中醫病名　眩暈、頭痛、心悸、怔忡、胸痺、喘證、水腫

西醫病名　高血壓、自發性高血壓、續發性高血壓

適合吃的蔬菜　芹菜、菠菜、油菜、茼蒿、洋蔥、茄子、南瓜、冬瓜、綠豆芽、番茄、香菇、磨菇、金針菇、黑木耳、紫菜、竹笙、蘆筍。

芹菜：清熱平肝，對於肝火上升引起的高血壓有幫助，所謂肝火上升引起的高血壓指的是血壓偏高，並伴隨有頭暈目眩、頭痛、目赤的症狀。另外對於妊娠性和更年期高血壓也有幫助。

菠菜：可穩定血壓，對高血壓患者有幫助。

油菜：適合老年人高血壓、冠心病及肥胖症者食用。

茼蒿：具有降血壓，清肝明目的功效。

洋蔥：對高血壓有幫助，能預防心肌梗塞，保護心臟。

茄子：含維生素P豐富，能提高微血管的抵抗力，預防其破裂出血，對動脈硬化、高血壓有一定的防治作用。

南瓜：高血壓患者食用有助益。

冬瓜：含鈉量低，是高血壓、心血管疾病、腎臟病、浮腫患者的好食品。

綠豆芽：可清熱，改善高血壓。

番茄：可預防高血壓。

香菇：高血壓、糖尿病患者適合食用。

磨菇：蘑菇中的水解酶、酪氨酸酶具有降血壓作用，故對改善高血壓有幫助。

金針菇：對降低膽固醇及預防高血壓有幫助。

黑木耳：1.可抑制血小板凝集，對冠心病、動脈硬化及高血壓患者有益。

2. 對於高血壓患者頭暈、煩熱、耳鳴的現象，食用可改善。

紫菜：對高血壓、高血脂及冠心病有幫助。

竹笙：對高血壓、高血脂有幫助。

蘆筍：高血壓、高血脂、動脈硬化的患者適合吃。

病因

高血壓顧名思義為血壓數值較高，正常的血壓為收縮壓 139 mmHg 以下，舒張壓 89 mmHg 以下；確定性高血壓為收縮壓在 160 mmHgm 以上，舒張壓 95 mmHg 以上。血壓會隨著不同的情況而產生變動，如剛運動完，或情緒緊張等，在在都會讓血壓升高，所以在此時所測量到的高血壓，並不代表有高血壓的症狀。

一般最常見的高血壓為本態性高血壓，續發性高血壓較為少見。本態性高血壓與遺傳息息相關，而血管硬化為一重要因素，此高血壓是無法徹底根治的，只能長期依靠藥物來治療和控制；續發性高血壓則是因疾病而出現的伴隨性症狀，如腎臟疾病、甲狀腺機能亢進等都會使得血壓值升高，只要治療原本的疾病，高血壓就能得到改善。

高血壓若長期置之不理，易有併發症的產生，如眼底病變、心臟病變（心臟衰竭、心肌梗塞）、腎病變（腎功能不全、腎衰竭）等疾病，因此高血壓患者必須仔細接受醫師的診治，規律的量血壓。

症狀分類

傳統中醫並沒有高血壓這個病名，散見於眩暈、頭痛、心悸、怔忡、胸痺、喘證、水腫這些病症裡。我們將之分為三型：肝陽上亢型、腎精不足型及痰濁中阻型。

預防與護理

一、飲食注意事項

1. 少食用肥膩食品，如豬腳、油炸食品等。飲食最好少油、少鹽、少糖。

高血壓症狀及適合食用蔬菜一覽表

分類	症狀	適合的蔬菜
肝陽上亢	眩暈，耳鳴，頭痛且脹，每週煩勞或惱怒加重，面潮紅，容易發脾氣，睡眠品質不好，容易做夢	芹菜、菠菜、油菜、茼蒿、洋蔥、茄子、冬瓜、綠豆芽、番茄、香菇、蘆筍
腎精不足	精神不佳，健忘，腰膝酸軟，耳鳴	南瓜、黑木耳、香菇
痰濁中阻	頭重，胸悶，噁心，食欲差，吃得少，喜眠	冬瓜、油菜、洋蔥、竹筌、紫菜、蘆筍、金針菇、香菇、蘑菇

2. 減少喝酒：喝酒和高血壓的關係極為密切。
3. 平日可多攝取對高血壓有益處的食物，如：新鮮蔬果、五穀類食物等。
4. **適合吃的水果**：柿子、鳳梨、百香果、蘋果、梨子、香蕉、番茄、番石榴

二、日常保健

1. 避免精神刺激。
2. 戒除抽菸等不良嗜好。
3. 節制房事，避免過勞。
4. 應定期檢查血壓，以利早發現、早治療，防止中風。
5. 加強體能鍛鍊，並做到持之以恆，維持理想體重。
6. 平時避免吃消炎或止痛類藥物。
7. 在發作期間，應密切注意有無神志方面的症狀，若有口眼歪斜、手足無力、神智不清等症，則應考慮發生中風的可能。

symptom
02

冠心病、心肌梗塞

中醫病名　心痛、厥心痛、真心痛、胸痺、胸痛

西醫病名　冠心病（冠狀動脈性心臟病）、狹心症、心肌梗塞

適合吃的蔬菜　油菜、洋蔥、大蒜、南瓜、山藥、茄子、黑木耳、紫菜、蘆筍、杏鮑菇。

—心肌梗塞小知識—

油菜：適合老年人高血壓、冠心病及肥胖症者食用。

洋蔥：對高血壓有幫助，能預防心肌梗塞，保護心臟。

大蒜：大蒜能降低血清中的膽固醇、三酸甘油酯，可以預防心血管疾病、動脈硬化。

南瓜：預防動脈粥狀硬化。

山藥：山藥含黏液蛋白，能保持心血管的彈性，預防動脈硬化。

茄子：含維生素P豐富，能提高微血管的抵抗力，預防其破裂出血，對動脈硬化、高血壓有一定的防治作用。

黑木耳：可抑制血小板凝集，有益冠心病、動脈硬化及高血壓患者。
紫菜：對高血壓、高血脂及冠心病有幫助。
蘆筍：高血壓、高血脂、動脈硬化的患者適合吃。
杏鮑菇：有增強機體免疫能力、防止心血管疾病等功效。

病因

提供心臟血液循環的動脈稱為冠狀動脈，冠狀動脈主要有三條，當其中的任何一條發生痙攣或變狹窄時，就會無法提供心肌細胞足夠的氧氣，這時就稱作「冠心病」（冠狀動脈性心臟病）；而心肌細胞因為供氧不足而受損，甚至壞死則稱為「心肌梗塞」。

早期輕微的冠心病並沒有明顯的症狀，僅少數人會有心絞痛、心律不整、頭暈、呼吸喘促胸悶等症狀，因此時常會被忽略。一旦發作急性心肌梗塞時，會有較明顯的不舒服症狀，如急性胸痛、冒冷汗、胸痛上連下巴或左肩及左手臂內側。

由於急性心肌梗塞是具有高度的危險性，患者有可能因為急性心臟缺氧而導致心臟跳動出了問題，嚴重者會突然死亡，所以要小心避免。

心臟是我們身體的一個重要器官，心肌梗塞有其危險性，平時就必須留意其好發因子。冠心病具有遺傳性，父母罹患冠心病，子女患病機會也較高；高血壓、糖尿病人也易得冠心病；高膽固醇飲食、愛吃高脂肪食物者及肥胖者也必須多加注意，罹患冠心病的機率較高。

症狀分類

中醫將冠心病歸納在胸痺、心痛、真心痛這個範圍，以膻中（兩乳中點）或左胸反覆發作疼痛為特點，病情容易虛實夾雜，變化多端；若出現心胸劇痛，伴見氣短喘息，四肢不溫，神識不清，則稱為「真心痛」，類似現代醫學的「急性心肌梗塞」，這就屬於危重症候。這裡僅將重要的氣滯血瘀型及痰濁閉阻型兩種證型列出如下表：

預防與護理

一、飲食注意事項

心肌梗塞症狀及適合食用蔬菜一覽表

分類	症狀	適合的蔬菜
氣滯血瘀	胸痛如刺，痛有定處，胸悶	南瓜、山藥、茄子、黑木耳
痰濁閉阻	胸悶痛，氣短痰多，易咳喘	油菜、洋蔥、大蒜、南瓜、紫菜、蘆筍、杏鮑菇

1. 多食用植物蛋白，如豆製品及複合碳水化合物（如澱粉），少吃單純碳水化合物（如果糖、蔗糖、蜜糖及乳糖）。
2. 多吃富含維生素C的食物：維生素C可促使膽固醇羥基化，從而減少膽固醇在血液和組織中的蓄積。
3. 多吃高纖維食物，因不易被腸胃道所消化，可改善大便習慣，增加排便量，使糞便中類固醇即時排出，從而降低血中膽固醇含量。
4. 多吃水產蔬菜，如海帶、海蜇、紫菜、海藻等。這些產品中都是優良蛋白質和不飽和脂肪酸，還含有各種無機鹽。此類食品具有阻礙膽固醇在腸道內吸收的作用，另外中醫認為這些食物具有軟堅散結之效果，經常食用可軟化血管。
5. 吃低鹽飲食：食鹽中的鈉會使血壓升高，而高血壓對冠心病不利。
6. 吃植物油，如豆油、菜油、花生油、麻油等。
7. 忌食高脂肪、高膽固醇食物，不要多吃蛋質、豬腦、動物內臟等。
8. 忌食單糖食品，如葡萄、果糖，因單糖在體內可轉化為脂肪而存積。
9. 忌吸菸喝酒，經常吸菸嗜酒往往成為脂質代謝紊亂的誘因，會促進肝臟膽固醇的合成，引起血漿膽固醇及甘油三脂濃度的增高（吸菸者發生心肌梗塞之危險性比不吸菸者高2至6倍）。

10. 忌飲食過多過飽，切勿暴飲暴食，過飽會加重心臟負擔，肥胖者容易患動脈粥樣硬化症。

11. 忌食：脂肪和動物的內臟如豬油、牛油、羊油、魚肝油、豬腦、牛腦、豬腰、豬肚、豬肝、羊肝以及雞蛋黃等高膽固醇食品。對含有飽和脂肪酸較多的動物性食品，如豬肉、牛肉、羊肉、雞肉等也應適當忌食。此外，也應忌食白酒、菸、過鹹多鹽食物與濃茶、濃咖啡等。

12. **適合吃的水果**：草莓、奇異果、紅棗

二、日常保健

1. 作常規性的例行心臟檢查。
2. 積極處理危險因素，如高血壓、糖尿病、膽固醇過高，而盡速就醫及治療。
3. 停止吸菸。
4. 調整及改良適當的生活和飲食習慣。
5. 要有適當時間休息、消遣和運動，保持理想體重。

泌尿系統

symptom 01

排尿困難、小便不利

—排尿困難小知識—

中醫病名　癃閉

西醫病名　急（慢）性膀胱炎、膀胱功能障礙、尿路結石、尿路腫瘤、攝護腺增生、攝護腺炎、小便滯留、水腫、腎炎、腎功能不良

適合吃的蔬菜　小白菜、芹菜、冬瓜、黃瓜、苦瓜、白蘿蔔、竹筍、黃豆芽、豌豆、四季豆、蘆筍、絲瓜、番茄。

小白菜：有利尿作用

芹菜：可清熱利水，改善小便熱痛。

冬瓜：可利水消腫，對慢性腎炎水腫、肝硬化腹水、腳氣浮腫、肥

胖有幫助。

黃瓜：可清熱利水，改善小便不利、排尿困難。

苦瓜：獨特的苦味——金雞納霜，能抑制過度興奮的體溫中樞，可消暑滌熱，所以適用於中暑發熱、煩渴、小便不利等症。

白蘿蔔：可利尿。

竹筍：可利尿消腫，對於身體浮腫、尿少有幫助。

黃豆芽：對腎炎水腫有幫助。

豌豆：利尿，改善浮腫尿少。

四季豆：利尿、消腫，對水腫有幫助。

蘆筍：可利尿。糖尿病、肥胖症者可食用。

絲瓜：可利尿，改善小便不利。

番茄：番茄素能助消化和利尿。

病因

排尿困難、小便不利指的是排尿不順，或是有尿意但僅僅排出少量。形成排尿困難的原因很多，如感冒、發燒、中暑，或在烈日下工作，或腹瀉等，都有可能造成小便短少的情形。可於此時多喝水，以及進食有利尿作用的食物，如：冬瓜、大豆、玉米鬚、紅豆等，很快就可恢復正常排尿。

排尿與泌尿系統是最有關係的，腎臟、輸尿管、膀胱、攝護腺、尿道，任何環節出問題，都可能會有小便不順的毛病。中年以後的男性若出現排尿困難、排尿中斷、尿滴答解不乾淨或有餘尿感、經常夜晚起床小便等症狀，有可能攝護腺出問題，必須接受泌尿醫師的診療，以便做進一步的釐清。反之，若為排尿有劇痛感、頻尿但尿量卻不多，則有可能為泌尿道感染或尿道炎，一般以女性較為好發，須至醫院就醫。

中醫則將之歸納在「癃閉」這個範圍。中醫認為正常人小便的通暢有賴於三焦氣化（三焦與調節全身的水液有關）的正常。又與肺、脾、腎三臟有關，所以小便不利必須詳辨虛證、實證及肺、脾、腎等三臟腑的不同。

症狀分類

很多原因都會引起小便不利，將之分類於下一頁的表格：

預防與護理

一、飲食注意事項

1. 忌鹽，勿吃太鹹，才不會使水分滯留體內。
2. 若無特殊病因，則可吃些幫助排尿的食物，如玉米鬚、紅豆、薏仁等。
3. 盡量避免酒精、辛辣等刺激物。
4. **適合吃的水果：**楊桃、奇異果、椰子、甘蔗、葡萄、西瓜、蓮霧、檸檬

二、日常保健

1. 尋找小便不利的病因，做正確的醫治。
2. 平常不要常憋尿。
3. 若小便困難被診斷為攝護腺增生，當症狀開始影響日常生活時，就應該找泌尿科醫師尋求積極治療。

排尿困難症狀與適合食用蔬菜一覽表

分類	症狀	適合的蔬菜
單純小便量少	排尿不順，或是有尿意但卻僅排少量的尿液	小白菜、芹菜、冬瓜、黃瓜、苦瓜、白蘿蔔、竹筍、黃豆芽、豌豆、蘆筍、四季豆、絲瓜、番茄
腎炎水腫	排尿量少，下肢水腫，腰部酸痛，敲之作痛	冬瓜、黃豆芽
泌尿道感染（熱淋）	頻尿、尿痛和膿尿等小便異常的表現	空心菜、莧菜、萵苣、芹菜、葫蘆瓜、紫菜

symptom
02

泌尿道感染

—泌尿道感染小知識—

中醫病名　淋證、熱淋、小便澀痛、小便赤痛

西醫病名　泌尿道感染、尿道炎、急（慢）性膀胱炎、腎盂腎炎

適合吃的蔬菜　空心菜、莧菜、萵苣、芹菜、葫蘆瓜、紫菜。

空心菜：可用於小便不利，對於泌尿道感染所引起的尿道不適感，如刺痛、頻尿的症狀可緩解之。

莧菜：對尿道炎有幫助，也有利尿的效果。

萵苣：對於小便不利，泌尿道感染有幫助。

芹菜：可清熱利水，改善小便熱痛。

葫蘆瓜：利尿，對泌尿道感染有幫助。

紫菜：可清熱利尿，改善排尿色黃、尿澀痛。

病因

泌尿道感染的症狀以頻尿、尿痛和膿尿等小便異常的表現為主要特徵。此外，排尿時有燒灼感、尿急、下背部疼痛、血尿、腹痛不適、寒顫、嘔吐及腰痛等現象，都可被懷疑有泌尿道感染的問題，而這種情形在中醫稱為「淋症」。

泌尿道感染起病突然，約半個小時左右就想排尿一次，尿道灼痛、澀痛，尿色混濁；好發於女性，因女性尿道較短，且開口和陰道、肛門較近，容易受糞便裡的細菌感染。有泌尿系統結石的人也容易發生泌尿道感染現象，這時就必須兩者皆診治才有辦法根本解決問題，也才不會反覆感染。

有泌尿道問題者可進行簡單的尿液檢查，以便進一步判斷是否為泌尿道的感染，除了藥物治療外，自己也必須多補充水分，藉由排尿來沖淡細菌。

症狀分類

泌尿道感染屬於中醫淋症中的「熱淋」。有泌尿系統結石的人，也容易發生泌尿道感染現象，這就屬於中醫淋症中的「石淋」。

預防與護理

一、飲食注意事項

1. 飲食宜清淡，忌肥甘香燥、辛辣之品。
2. **適合吃的水果：**甘蔗、西瓜、楊桃、奇異果、檸檬

二、日常保健

1. 平時多喝水，少憋尿。
2. 感染時也要多喝水以增加排尿，可改善感染。
3. 房事前後注意衛生。
4. 感染時禁房事。注意適當休息，保持心情舒暢。
5. 女性要保持會陰部清潔。注重個人衛生，穿著棉質內衣褲，較容易保持乾爽潔淨，但勿清潔過度。
6. 排便後，由前向後擦拭肛門，可預防感染復發。
7. 膀胱感染患者一旦出現血尿、下半部背及腰窩疼痛、發燒、噁心或嘔吐時，就應該及時就醫。

泌尿道感染症狀與適合食用蔬菜一覽表

分類	症狀	適合的蔬菜
熱淋	小便刺痛、灼熱感，頻尿但每次的尿量少，尿色深黃，或伴隨有腰酸、發燒的現象	空心菜、莧菜、萵苣、芹菜、葫蘆瓜、紫菜
石淋	尿中夾有砂石，小便艱澀，尿時疼痛或突然中斷	無

內分泌、新陳代謝系統

symptom 01

糖尿病

—糖尿病小知識—

中醫病名　消渴、消癉

西醫病名　糖尿病，I型糖尿病、II型糖尿病

適合吃的蔬菜　空心菜、洋蔥、南瓜、苦瓜、山藥、黃豆芽、香菇、蘑菇、草菇、蘆筍、菠菜、胡蘿蔔。

空心菜：能改善糖尿病人的症狀，如口渴、尿多等症。

洋蔥：可降脂、降血糖，減輕不適症狀，如口渴、尿多等症。

南瓜：南瓜含有微量元素鈷，鈷是胰島素合成時必要的微量元素，所以南瓜可促進胰島素的分泌，對輕、中度糖尿病有幫助。

苦瓜：苦瓜中含有鉻和類似胰島素的物質，對糖尿病有幫助。
山藥：輕度糖尿病患者食用有幫助。
黃豆芽：糖尿病口渴者食用有幫助。
香菇：高血壓、糖尿病患者適合食用。
磨菇：糖尿病患者食用有益。
草菇：能減慢人體對碳水化合物吸收，是糖尿病患者的良好食品。
蘆筍：可利尿。糖尿病、肥胖症者可食用。
菠菜：含有鉻及一種類胰島素的物質，能保持血糖的穩定，尤其適合第二型糖尿病人。
胡蘿蔔：糖尿病人食用對血糖的穩定有幫助。

病因

糖尿病一般沒有太多明顯易察的症狀，往往病患在「三多」即「吃多、喝多、尿多」症狀出現後，才會想到去醫院檢查；或是在身體檢查時得知自己血糖偏高，才知道已罹患糖尿病。值得注意的是若有家族病史的人，要時時留意自己是否也有這樣的遺傳。

西醫認為糖尿病是一種內分泌異常，若飯前空腹抽血，血糖值大於140 mg/dl，飯後兩小時內的血糖值大於200 mg/dl，就極可能罹患了糖尿病。中醫則將之歸納在「消渴」的範圍內，可分為上消、中消、下消，依病程有不同的治療。

糖尿病患若血糖升高不降，先是出現如尿多、口渴、饑餓、疲勞等簡單症狀，繼而容易併發視力模糊、抵抗力低、傷口不易癒合或肢體手腳易麻木、腎臟血管障礙、血管硬化引發腦中風、心肌梗塞等嚴重的併發症。

症狀分類

中醫將之歸納在「消渴」的範圍內，可分為上消、中消、下消，依病程及體質的不同有不同的治療，不過在蔬菜方面則沒分類這麼多。

預防與護理

一、飲食注意事項

1. 平日應多飲用溫熱開水：患者體內容易出現血液濃縮狀態，多喝水能夠避免這個現象。若是長期喝冰水的話，容易造成腸胃機能不佳，對於長期治療會造不利的影響。水分的攝取量以每公斤50毫升計算。

2. 取用食物時需細嚼慢嚥：吃東西太快容易造成腸胃負擔，胰臟的胰島素分泌容易失調，對胰臟維持血糖恆定功能會有不利影響。

3. 食物烹調忌用烤、炸、油炒：烤、炸、油炒方式的食物容易變質，對身體的負擔增加許多，熱量也高，對血糖控制變得困難，考慮多多採用燉、蒸、水煮的烹調方式。

4. 忌食酒類及麵食類：酒類容易當成肝臟及胰臟發炎，對糖分在體內的代謝造成干擾。麵食類（如麵包、饅頭、包子、麵條、油條、餅乾等）容易造成身體內高血糖狀態，對於血糖的控制變得不穩定。以上兩者皆應嚴格禁食。

5. 太甜的水果，不宜食用，如龍眼、棗子、西瓜、甜瓜等。

糖尿病症狀及適合食用蔬菜一覽表

分類	症狀	適合的蔬菜
上消	口渴飲多	空心菜、洋蔥、苦瓜、黃豆芽、菠菜、蘆筍
中消	吃多，稍微饑餓就全身無力，形體消瘦	山藥、胡蘿蔔
下消	尿多，頻尿，尿渾濁，或清長如水，腰膝酸軟	南瓜、草菇、香菇、蘑菇

6. **適合吃的水果**：柚子、酪梨、番茄、蓮霧

二、日常保健

1. 養成運動的好習慣：每周最少應有三次運動時段，運動方式不拘，但不宜過度激烈，每次運動時間應至少維持三十分鐘。
2. 避免長期緊張思慮，注意調節勞逸，久事伏案用腦者，要注意多進行體力活動。
3. 節制房事。

symptom
02

高脂血症

—高脂血症小知識—

中醫病名　膏脂、肥胖、多濕、多痰、痰濕

西醫病名　單純高膽固醇血症、單純高甘油脂血症、混合性高脂血症、高乳糜粒血症

適合吃的蔬菜　大蒜、金針花、黃瓜、綠豆芽、茄子、香菇、蘑菇、杏鮑菇、金針菇、黑木耳、海帶、紫菜、竹笙、蘆筍、油菜、洋蔥、竹筍、地瓜、白蘿蔔、冬瓜。

大蒜：大蒜能降低血清中的膽固醇、三酸甘油酯，可以預防心血管疾病、動脈硬化。

金針花：對降低膽固醇有幫助。

黃瓜：1. 含有丙醇二酸，可抑制糖轉化為脂肪，因此可以減肥。
2. 所含的纖維能促進腸道對有害物質的排泄，抑制脂肪和膽固醇的吸收，因此有降低血液中脂質和膽固醇的作用，

有利於心血管疾病的防治。

綠豆芽：對膽固醇過高有幫助。

茄子：1. 含有皂草甙、葫蘆巴鹼、水蘇鹼、茄素及紫色的多酚，對降低膽固醇有幫助。
2. 熱量低、不含澱粉、含有大量水分，能有飽腹感，適合欲瘦身者食用。

香菇：含核酸類物質、豐富的胺基酸及礦物質，可降低膽固醇，預防血管硬化。

蘑菇：對降低血脂有幫助。

杏鮑菇：改善高血脂、高膽固醇。

金針菇：對降低膽固醇及預防高血壓有幫助。

黑木耳：為膠質菇類，能吸附油脂，刺激腸道蠕動，對於降低膽固醇及肥胖症極有幫助。

海帶：海帶的褐藻酸對降低膽固醇有幫助。

紫菜：對高血壓、高血脂及冠心病有幫助。

竹筍：1. 常食竹筍對消除腹壁多餘的油脂有幫助。

2.對高血壓、高血脂有幫助。

蘆筍：1.可利尿。糖尿病、肥胖症者可食用。

2.高血壓、高血脂、動脈硬化的患者適合吃。

油菜：適合老年人高血壓、冠心病及肥胖症者食用。

洋蔥：可降脂、降血糖，減輕糖尿病人症狀，如口渴、尿多等症。

竹筍：具有低糖、低脂及豐富的纖維等特性，能降低體內對油脂的吸收，因此成為想要瘦身的人最好的選擇。

地瓜：可抑制高膽固醇，保持血管的彈性。

白蘿蔔：可促進脂肪代謝，避免肥胖，防止膽結石形成。

冬瓜：1.可利水消腫，對慢性腎炎水腫、肝硬化腹水、腳氣浮腫、肥胖有幫助。

2.冬瓜含有丙醇二酸成分，可抑制糖類物質轉化為脂肪，能防止脂肪堆積。

病因

一般而言，大部分的高脂血症患者沒有明顯的症狀表現，大多數的人是接受抽血檢驗後，才知道自己血中膽固醇或三酸甘油脂高於正常標準。

研究發現，高脂血症和心血管疾病的發生有絕對的關係，還會引起繼發性的其它全身疾病，如動脈硬化、糖尿病、肥胖症、脂肪肝等。而血脂肪主要指的是膽固醇及三酸甘油脂，其中膽固醇正常值為130～200 mg/dl，三酸甘油脂正常值為男性50～200 mg/dl、女性35～165 mg/dl。值得注意的是每家醫院或檢驗所的數值會有些微的差異，這是因為每家醫院所使用的試劑不同，所以結果會有些微差異，只要數值在該醫院的正常範圍內就沒問題了。

古代中醫並沒有「高脂血症」的名稱，中醫對高血壓症的看法屬於「痰濁」、「血瘀」的範圍，治療以化痰濁、活血化瘀為主。

其實，人體血脂的增高，主要原因是攝取過多的含脂肪或含高膽固醇食物，或營養不均衡，都會讓血脂無法正常的代謝或排出。此外，高血壓、肥胖、嗜菸酒、糖尿病及有家族遺傳的人都是高脂血症的危險群。

由於高脂血症早期沒有明顯的徵候，加上現代的人飲食習慣的改善，很容易有高脂血症的情形發生，建議定期進行健康檢查，以留意自己是否有血脂偏高的情形。

症狀分類

而古代中醫並沒有「高脂血症」的名稱，中醫對高血壓症的看法屬於「痰濁」、「血瘀」的範圍，治療以化痰濁、活血化瘀為主。

預防與護理

一、飲食注意事項

1. 選用瘦肉：瘦肉旁附著之油脂及皮膚應全部切除。瘦肉中亦含有一些肉眼看不見的油脂，選擇瘦肉時應按脂肪含量多寡依次選用：去皮雞肉、魚肉（不含魚腹肉）、去皮鴨肉、牛肉、羊肉、豬肉。

2. 烹調時應多利用清蒸、水煮、清燉、烤、滷、涼拌等各種不必加油的烹調方法，並可多利用刺激性低的調味品（如：糖、醋、花椒、八角、五香、番茄醬、蔥、蒜）或芶芡，以補充低油烹調的缺點及促進食欲。

高脂血症狀與適合食用蔬菜一覽表

分類	症狀	適合的蔬菜
濕濁	頭重，身重，胸悶，噁心，腹脹，喜眠，大便軟粘，小便色黃	大蒜、金針花、黃瓜、綠豆芽、香菇、蘑菇、杏鮑菇、金針菇、海帶、紫菜、竹笙、蘆筍、油菜、洋蔥、竹筍、地瓜、白蘿蔔、冬瓜
血瘀	頭重痛，胸悶痛，身體易疼痛，舌頭有瘀點	黑木耳、茄子

3. 禁用油炸方式烹調食物，如用煎、炒方式製作時，以選用少量的植物油為宜。肉類滷、燉湯時，應於冷藏後將上層油脂去除，再加熱食用。
4. 如在外用餐，應盡量選擇清燉、涼拌的食品。
5. 食物的選擇要均衡，以充分供給各類的營養素，可增加五穀根莖類、水果類、脫脂奶粉等食物，以補充因脂肪受限制而減少的熱量。
6. 不必禁絕吃蛋黃，但一週最好不要超過三顆。
7. 攝取豆類，例如菜豆、扁豆、皇帝豆、大豆、黑眼豆、斑豆等，可有效降低膽固醇。
8. 攝取燕麥、玉米糠可有效降低膽固醇。
9. 菸鹼酸、維他命C、維他命E及鈣可以降低膽固醇含量。
10. 茶裡的鞣酸有助於控制膽固醇。
11. 減少咖啡攝取量。
12. 攝取較多粗纖維，可增加膽固醇的排泄。
13. **適合吃的水果**：檸檬、蘋果、蓮霧、奇異果、紅棗、百香果

二、日常保健

1. 注意體重。

2. 多運動可以減少動脈裡脂肪的堆積，也能夠提昇三餐飯後消除血中脂肪的能力。
3. 勿抽菸。
4. 放鬆心情。
5. 平時應注意保暖，避免感受風、寒、濕、冷。

肝膽系統

symptom 01

肝炎

—肝炎小知識—

中醫病名　黃疸、脅痛、瘟黃

西醫病名　病毒性肝炎，A、B、C、D、E型肝炎，慢性肝炎，酒精性肝炎

適合吃的蔬菜　金針花、黃瓜、茄子。

金針花：對改善黃疸有幫助。

黃瓜：含有葫蘆素，能提高人體免疫力，對慢性肝炎有幫助。

茄子：對黃疸型肝炎有幫助。

病因

肝炎指的是肝臟的炎症變化。能引起肝炎的原因很多，如B型、C型肝炎。肝炎可以分為病毒性肝炎、非病毒性肝炎兩種類型。病毒性肝炎又可主要分為七種，即A、B、C、D、E、F、G型肝炎，是由病毒感染所導致；非病毒性肝炎，包含病原微生物、原蟲、寄生蟲的感染、各種毒物及藥物對於肝臟引起的傷害。

臨床上肝炎可分為急性肝炎、慢性肝炎及重型肝炎。急性肝炎會有許多不舒服的症狀，如疲倦、食欲不佳、黃疸、茶色尿，及上腹部疼痛、噁心等症狀，必須緊急就醫治療；慢性肝炎沒有特別的病徵，必須注意追蹤，可定期安排肝功能及腹部超音波的檢查，避免肝硬化及肝腫瘤的發生。

症狀分類

中醫並沒有肝炎這個病名，不過中醫學者對肝病作了許多研究，中醫師會根據每個人體質的差異給予不同的治療；只是民間流傳許多治療肝炎方子，大多屬於降肝火中草藥，此屬於清熱解毒之劑，體質虛寒者必須小心服用，若一味尋求偏方，有時只是更傷肝罷了。

預防與護理

一、飲食注意事項

1. 均衡營養：一般以高熱量、高蛋白質、高維他命、低脂肪為原則。發病初期以少油為主，糖量可適當增加，但不宜過多；恢復期可增加蛋白質食品，肥胖者需注意控制油脂和糖分攝取。
2. 少食油膩：肝病患者因膽汁分泌障礙，對油脂類及脂溶性維生素的吸收不良，所以不能過食油膩。
3. 少量多餐：肝病病人消化吸收功能較弱，少量多餐，可減輕腹脹、噁心等腸胃道症狀，也可減低肝臟負擔，有利於肝細胞恢復。
4. 適宜食物：清燉且易吸收之食品，如：豬肚、瘦肉、蛤蜊、牛乳、雞蛋、花生。
5. 禁忌食物：火爆油炸物，如：香腸、臘肉、油條；易腐敗之海產類，如蝦、蟹；刺激性飲料，如：咖啡、可樂、濃茶；化學合成物，如食品罐頭；多油膩食物，

肝炎症狀與適合食用蔬菜一覽表

分類	症狀	適合的蔬菜
肝膽濕熱	口苦，胸悶，食不下，噁心，嘔吐，目黃，身黃，小便黃	黃瓜、茄子
肝氣鬱結	肋骨下的區域悶悶脹脹的，情志不暢，噯氣，胸悶	金針花

如：肥肉、動物皮。

6. 烹調食物：烹調食物不宜過鹹，尤其肝硬化、腹水的患者應以低鹽食物為主。

7. 中醫保健；在急性發作期，可以玉米鬚燉蚌肉、茵陳蛤蜊肉湯為食療。患者常自行購買以保肝及提昇人體免疫力的藥品，其品質好壞相差懸殊，且有其特殊的適應條件，故需遵照醫師指示服用。

8. 進食時，每口飯嚼約60~70次，飯菜分別入口，進食時間應為三十分鐘以上。

9. **適合吃的水果**：李子、紅棗、梨子

二、日常保健

1. 保持精神舒暢：古人認為「怒傷肝」，尤其肝病患者精神上的壓力都很大，易情緒緊張、憂鬱發怒，這對病情的發展是一種惡性循環。

2. 保持充分休息：早睡是保肝的要件之一，適當的休息可以減輕肝臟負擔，並為肝臟輸送更多的營養，從而促進肝細胞再生和肝功能恢復。

3. 避免房事過度：性生活過度，不但損傷腎精，使人常有頭暈腰酸、耳鳴失眠、心悸健忘等不適，也會使肝病患者的肝區疼痛、疲乏無力、

納差噁心等症狀加重。

4. 遠離酒精為害：肝功能異常會使人體對酒精代謝能力降低，而且酒精的代謝產物會進一步地破壞肝細胞。

5. 嚴禁濫服藥物：肝臟是藥物代謝的主要器官，也最容易遭受到藥物的損害。因此，勿輕信廣告，亂服所謂的保肝藥、祕方、偏方，否則反而會增加肝臟的負擔，造成不必要的傷害。

6. 及時就醫診治：定期的驗血及超音波檢查，對於病情的追蹤及中醫的處方用藥都會有幫助。由於目前西醫並無令人滿意的治療方法，故而耐心地服用中藥，與醫師密切的配合，是最好的治療選擇。

婦科疾病

symptom 01

月經失調

—月經失調小知識—

中醫病名　月經先期、月經後期、月經先後不定期、月經過多、月經過少

西醫病名　月經異常、月經周期不規則、月經量異常、月經量或次數減少、月經量或次數過多、排卵性出血、功能性子宮出血

適合吃的蔬菜　黑木耳、油菜。

黑木耳：可補氣生血，黑木耳鈣、鐵含量高，是補充鈣、鐵的佳品。

油菜：可活血祛瘀，改善婦女血瘀型痛經。

病因

正常的月經周期約為二十一至三十五天，經期大約三至七天左右，但實際依每個人的狀況而有些許不同，例如：某位女性每隔二十一天來潮一次，不同於他人三十天的周期，但每次時間點都大致規律的話，即表示她的月經周期為二十一天，並非月經提前，屬正常狀態。

月經失調可分為月經先期（周期短於二十一天）、月經後期（周期長於三十五天）、月經先後不定期（月經提前或延遲毫無規律性）、經量過少（經期一至兩天即結束）、經量過多（暴量不止或經來十天仍不止）、經閉（月經不來）等情形。

引起月經失調最常見的原因為賀爾蒙分泌不正常，如月經初來、停經前、心理因素、體力上的壓力、其它內分泌系統問題（甲狀腺疾病）、性荷爾蒙分泌系統的腫瘤（多囊性卵巢、腦下垂體腫瘤、高泌乳激素、子宮內膜異位）等。當然除了荷爾蒙分泌不正常外，子宮肌瘤及其它卵巢、子宮、子宮頸的疾病也會讓月經失調。

此外，若有月經失調的情形，可先至婦產科求診，以排除器質性病變，並加以治療。反之，若無器質性病變後，則可至婦產科或中醫婦科加以調經護理。

症狀分類

只要是更年期未到的成熟女性，每個月都會有月經來潮，而月經的正常與否往往反應身體的健康，一旦有不適症狀出現，建議至醫院尋求醫師的協助，勿聽信偏方或不好意思就醫。

預防與護理

一、飲食注意事項

1. 少吃鹹的東西，且不宜多攝取精緻糖、咖啡、巧克力、油脂等食物。
2. 不要食用辛辣、生冷的食物。
3. **適合吃的水果：**梅子、桑椹、櫻桃

二、日常保健

1. 避免抽菸、喝酒。
2. 養成運動的習慣。

月經失調症狀與適合食用蔬菜一覽表

症狀	適合的蔬菜
月經淋漓不止，月經來潮天數長，滴答不乾淨	黑木耳
痛經，月經來血塊多	油菜

3. 不要熬夜。
4. 減重不宜過快，短時間快速減重容易造成月經失調。
5. 注意保暖不要受寒。
6. 情緒壓力不要太大，因為情緒也會使卵巢內分泌功能紊亂。

symptom
02

白帶

—白帶小知識—

中醫病名　白帶、帶下

西醫病名　白帶、陰道炎、子宮頸炎

適合吃的蔬菜　韭菜、洋蔥、蓮子。

洋蔥：可解毒殺蟲，改善婦女滴蟲性陰道炎。

韭菜：對改善白帶有幫助。

蓮子：對改善女性的白帶有幫助。

病因

由於陰道需要一些津液的滋潤，所以有白帶的產生。一般正常的生理性白帶量不多，質清無色無味，唯獨在排卵期或月經來潮前量會稍多。而不正常的白帶，其質、量、顏色及氣味會有所變化，多數患者會感到底褲濕濕，且有分泌物以及不乾爽之感，白帶的顏色或白或黃，呈水或黏稠狀，或有

腥臭味，有時也會伴隨著外陰部搔癢症狀。民間有一句俗話：「十女九帶。」這說明了白帶常見於婦女，也頗受其困擾。

根據白帶的顏色或品質可推測疾病的成因，大部分是感染所引起。如泡沫狀白帶有可能感染滴蟲性陰道炎，豆腐渣樣白帶通常是黴菌陰道炎，而成黃白色黏稠乳酪狀可能是念珠菌感染，黃色白帶有帶膿則有可能是細菌感染，白帶帶紅色在排除月經即將來潮的可能性之後，則必須懷疑是否為惡性腫瘤。因此若有白帶不正常的現象，最好還是至婦產科尋求診治。

症狀分類

白帶與中醫的「濕」是最有關係的，中醫的理論認為濕流下焦，影響帶脈（中醫的經脈，通常與婦女疾病有關），而致帶下。可分為脾濕型及濕熱型。

中醫的「濕」有纏綿不易去除的特質，導致白帶在治療上無法快速根治，而且容易反覆發作，所以病患必須有恆心，並且設法改善體質因素，才可獲得療效。

白帶症狀與適合食用蔬菜一覽表

分類	症狀	適合的蔬菜
脾濕型	白色白帶，質稀水	韭菜、蓮子
濕熱型	黃色白帶，質粘稠	洋蔥

預防與護理

一、飲食注意事項

1. 忌任何冰品、冰涼飲料。
2. 忌食的水果：冷性水果如西瓜、哈密瓜、香瓜、水梨、葡萄柚、柚子、椰子水、橘子、硬柿子、山竹、番茄。
3. 忌食的蔬菜：白蘿蔔、大白菜、綠豆、苦瓜、黃瓜、絲瓜、冬瓜。
4. 忌辛辣物：辣椒、胡椒、花椒、八角、大蒜、香菜、蔥、沙茶醬。
5. 忌燥熱物及煎炸食物：茴香、肉桂、羊肉、炒花生、炸雞。
6. 忌刺激性食物：醃漬品、咖啡、咖哩。
7. 忌菸酒及含酒食品：人參酒、鹿茸酒等，食後會加重炎症充血。
8. **適合吃的水果**：龍眼肉、荔枝、紅棗

二、日常保健

1. 內褲以棉質、寬鬆舒適為佳，以保持陰部的清潔乾爽。
2. 盡量不要穿褲襪或緊身褲。
3. 生理期間勤換棉墊。
4. 如廁後，以衛生紙擦拭時，應由前往後擦拭。

5. 房事前要喝水，房事後要排尿。
6. 暫時不要坐浴、洗三溫暖或泡溫泉。
7. 不要用肥皂或消毒劑清洗陰部。
8. 不要過度清洗陰道內，因會破壞陰道內的酸鹼值，導致異常黴菌的過度增生，反而會有白帶增加的現象。
9. 盡量減少使用護墊。若使用護墊須勤加更換。

symptom
03

產後乳少

—產後乳少小知識—

中醫病名　產後乳無汁、乳汁不行、乳少
西醫病名　泌乳不良
適合吃的蔬菜　萵苣、冬瓜、絲瓜、豌豆。

萵苣：可用於婦女產後乳汁不通。
冬瓜：可催乳汁。
絲瓜：可下乳，對乳汁不通有幫助。
豌豆：對乳汁不通有幫助；婦人乳房脹痛、乳汁不下者有幫助。

病因

產後乳少是指產後乳汁分泌不足，不能滿足小嬰兒生長發育的需要；產後缺乳是指產後乳汁分泌甚少乃至全無。產婦除了乳少或缺乳之外，常有一些全身不適的表現，如乳房脹滿、精神抑鬱、胸悶納差等，這是由於產

婦的惱怒、憂鬱、悲傷等情緒波動，使大腦皮層受到異常刺激，從而通過下丘腦對垂體分泌功能的影響，使催乳素分泌減少，乳汁分泌受到抑制。

中醫認為乳汁的正常分泌有賴於肝氣的疏泄調達，如果產後情緒不舒，肝氣鬱結，則必然影響乳汁的分泌及排出。也有部分患者伴有面色蒼白，氣短乏力，食少便溏等症狀，則為產後氣血虧虛所致；由於分娩造成的產創及出血，致使血脈空虛，產婦元氣受損，乳汁無以化生，則產後乳少或缺乳。因此，如產後脾胃之氣旺，則血旺必乳多，脾胃之氣衰，則血減而乳少。所以民間常用豬蹄赤豆湯來通乳，即此意義。

症狀分類

中醫將產後乳少主要分成肝氣鬱結及氣血虧虛兩型。

產後乳少症狀與適合食用蔬菜一覽表

分類	症狀	適合的蔬菜
肝氣鬱結	乳房脹滿但乳汁不足，精神抑鬱，胸悶，納差（指胃口差，吃不下東西）	萵苣、冬瓜、絲瓜、豌豆
氣血虧虛	乳汁不足，面色蒼白，氣短乏力，食少便溏	（無）

預防與護理

一、飲食注意事項

1. 多攝取產後適宜的食品。如蛋白質：溫牛奶、雞肉、雞蛋、魚類、豬肚、腰仔、紅蟳、牡蠣。
2. 飲食宜淡不宜鹹，忌辛辣酸味以防耗血。
3. 不可因怕產後身材走樣而不喝水，只喝溫熱的水，且不過量即可，水分不足也會影響乳汁的分泌。
4. 可多喝魚湯、雞湯等營養湯飲，增加乳汁的分泌。
5. 不可吃韭菜，韭菜會退乳。
6. **適合吃的水果：**柳橙、木瓜

二、日常保健

1. 正確的乳房護理，以保持乳腺的通暢，可於產後請護理人員指導。
2. 避免產後情緒失調，可轉移注意力，抒解解負面情緒。
3. 須有充足的睡眠。

兒科雜症

symptom
01

小兒疳積、營養不良

—小兒疳積、營養不良小知識—

中醫病名　小兒疳積、疳積

西醫病名　營養不均衡、營養性消瘦

適合吃的蔬菜　包心菜、山藥、香菇、金針菇、花椰菜、蓮子、大頭菜。

包心菜：健胃止痛，對胃痛、腹脹、食欲減退及胃或十二指腸潰瘍有幫助。

山藥：1.山藥含澱粉酶和消化酶，可以改善胃口不好、消化不良和腹瀉。

2. 止小兒腹瀉。

香菇： 1. 可益脾胃，改善食欲不振。
2. 可改善貧血及營養不良，小兒體弱，身材瘦弱者適合食用。

金針菇： 1. 具有健脾益胃的功效，對不思飲食、體倦乏力有幫助。
2. 金針菇又被稱為「增智菇」，能增強記憶力，對兒童智力的提高有幫助。

花椰菜： 1. 可開脾胃，且對胃炎、胃潰瘍患者有輔助治療的作用。
2. 兒童適合吃花椰菜，可增強抵抗力，促進生長，維持牙齒及骨骼正常，保護視力，提高記憶力。

蓮子： 能健脾，對食欲不振、腹瀉、面色萎黃者，食之可改善症狀。

大頭菜： 1. 改善食積不化，腹脹疼痛。
2. 溫脾胃，開胃。

病因

小兒疳積以中醫的角度來看，即指小兒體重不增或反而減輕，多半有面色萎黃無華、形體消瘦、毛髮焦枯、發結如穗、困倦神疲、目無光彩、乳食懶進、頭大頸細、脘腹脹滿及睡眠不寧等病症。換而言之，也可稱為營養不均衡。

不均衡的飲食將導致營養不良，一旦營養攝取不均衡，所缺乏的營養素濃度會降低，甚至產生異常代謝物，或影響酵素活性，使整體的代謝環路出現問題。身體的運作不能如常進行，進而產生一些相關性的症狀，如欠缺食欲、容易疲倦、體力不佳、莫名酸痛、注意力不集中、冷淡冷漠、容易激動、嗜睡或失眠等。而兒童若飲食未能全方位攝取，將易導致生長低下、免疫力降低，不僅對成長中的器官功能造成不良影響，也容易罹患慢性疾病。

在現今經濟豐足的社會看似不可能發生營養不良的現象，不過有此狀況的卻大有人在，由於現代人的生活步調緊湊、忙碌，常忽略早餐，或長期外食、偏食，造成食物種類攝取過少，或食物冷凍貯存過久，導致流失原有的營養價值，或不當的烹調方式，也會讓食物失去原味等諸多因素，都可能導致營養不良。

症狀分類

中醫將小兒疳積主要分成脾虛型與胃陰不足型。

預防與護理

一、飲食注意事項

1. 飲食定時定量，攝取多種營養食材。
2. 避免攝取過多零食，甜品及飲料。
3. 盡量吃生鮮食物。
4. 若小孩食量小，可採用少量多餐的方式來進食。
5. 少吃寒涼、冰冷食物：任何冰品、西瓜、香瓜、哈密瓜、水梨、葡萄柚、柚子、橘子、綠豆、白蘿蔔、大白菜、苦瓜、小黃瓜、絲瓜、冬瓜、可樂、汽水。
6. 少吃辛辣、燥熱、燒烤、油炸食物：辣椒、大蒜、沙茶醬、茴香、韭菜、肉桂、醃漬品、咖哩、咖啡、巧克力。
7. 可多食清淡甘平易吸收食物：雞肉、魚肉、豬肉、排骨、雞蛋、牛奶、豆漿、米飯。
8. 食物以清淡易消化為原則，避免過冷、過熱、刺激性、太甜、太油膩、難消化之食物。

小兒疳積症狀及適合食用蔬菜一覽表

分類	症狀	適合的蔬菜
脾濕型	肚子脹，胃口差，不思飲食，食而無味，拒進飲食，形體瘦弱	包心菜、山藥、香菇、金針菇、花椰菜、蓮子、大頭菜。
胃陰不足型	口渴喜歡喝水或飲料，但不喜歡吃東西，皮膚乾燥，缺乏潤澤	

9. **適合吃的水果：**紅棗、蘋果、番茄、枇杷、木瓜

二、日常保健

1. 平常要有適度的運動，營養吸收才會好。
2. 睡眠要早睡早起。

文明病

symptom
01

貧血

—貧血小知識—

中醫病名　眩暈、虛勞、萎黃、勞黃

西醫病名　鐵質缺乏性貧血、維生素B_{12}缺乏性貧血、葉酸缺乏性貧血、海洋性貧血（地中海型貧血）、鐮刀狀紅血球貧血、遺傳性溶血性貧血、再生不良性貧血

適合吃的蔬菜　菠菜、蓮子、黑木耳、香菇。

菠菜：養血止血，含鐵量豐富，可改善貧血。

蓮子：能養血安神，對貧血、心神不寧、失眠有幫助。

黑木耳：可補氣生血，黑木耳鈣、鐵含量高，是補充鈣、鐵的佳品。

●● **香菇**：可改善貧血及營養不良，小兒體弱，身材瘦弱者適合食用。●●

病因

貧血的原因可分為兩大類，其一為紅血球遭受破壞或喪失過多所致，如受外力而受傷或胃腸出血，或月經量過多、血尿、內出血、慢性出血等原因；其二則紅血球產量不足，如缺鐵性貧血、海洋性貧血（地中海型貧血）、巨球性貧血（缺乏維生素B_{12}、葉酸缺乏）等。

一般人最常見貧血的原因，多為體內缺乏鐵質所造成，而鐵為人體合成血紅素的重要原料，一旦缺乏易使血紅素的合成造成缺陷，而失血、懷孕、腸吸收不良為缺鐵性貧血的主因。海洋性貧血則與遺傳息息相關，沒有傳染性，可以骨髓移植治療。另外，像是肝硬化、慢性肝炎、酗酒、甲狀腺功能不足等原因，也易極造成貧血。臨床上可進行血液檢查，視其血紅素（Hb）、血比容（Hct）和紅血球的平均血球容積（MCV），便可以做初步的判定是否為貧血及何種類型的貧血。

症狀分類

中醫主要將之分成氣虛、血虛及氣血虛這三種證型。氣虛的人平時容易疲倦，懶得講話，或聲音比較小，呼吸氣短，消化功能差，面色恍白。血虛的人容易頭暈，眼花，蹲下去再站起來頭會暈，有時會心悸（心臟怦怦跳），面色萎黃。氣血兩虛的人則氣虛和血虛的症狀都有。

西醫方面不同類型的貧血有其適合食用的蔬菜，將之整理於下表。

預防與護理

一、飲食注意事項

1. 首先要注意飲食的補益作用，進食富於營養而又易於消化的食物，以保證氣血的化生。陽虛患者（寒性體質）忌食寒涼，宜溫補類食物，如雞肉、魚肉、豬肉、排骨、豬小腸、雞蛋、牛奶、豆漿；陰虛患者（虛熱性體質）忌食燥熱，宜淡薄滋潤類食物，如黑木耳、靈芝、雞爪、豬腳筋。

貧血種類及適合食用蔬菜一覽表

分類	適合的蔬菜
一般性貧血	菠菜、蓮子、黑木耳、香菇。
缺鐵性貧血	

2. 多食用含豐富鐵質的菠菜、紅莧菜、豬肝、黑木耳、芝麻、蓮子等。
3. 避免喝太多酒。
4. 不要攝取太多含咖啡因的食物。
5. **適合吃的水果：**龍眼肉、櫻桃、桑椹、紅棗、桃子、葡萄

二、日常保健

1. 安慰和鼓勵病人，保持樂觀情緒，增強治癒疾病的信心。
2. 注意生活起居，除病重需臥床者外，可做患者體力可勝任的散步或其它適當活動，以促進食欲及體力的恢復，更要注意冷暖、預防感冒。
3. 調整生理時鐘，使其符合正常作息。
4. 盡量起身走動。

symptom 02

失眠

—失眠小知識—

中醫病名　不寐、不得眠、目不瞑、不得臥

西醫病名　失眠，入睡或維持睡眠之持續障礙

適合吃的蔬菜　金針花、蓮子、茼蒿。

金針花：疏肝解鬱，可改善失眠、憂鬱。

蓮子：能養血安神，對貧血、心神不寧、失眠有幫助。

茼蒿：可安心氣，改善夜眠不安。

病因

失眠簡單的說就是睡不著，每個人或多或少都會有失眠的經驗，若為緊張或興奮等情緒所引起的暫時性失眠較無大礙。反之，如長期處於失眠的狀態，則易對身體產生不良的影響。

失眠的原因很多，有些人因體質的關係，一喝含有咖啡因的飲品，如茶、

咖啡等夜晚便不易入睡，或因工作上的需要輪值夜班，使得睡眠時間不固定而引發失眠。除此之外，若身體有病痛，難免也會影響到睡眠的品質，長期下來，也易使病況加重。

失眠的症狀因人而異，一部分為入睡困難，或容易作夢，或淺眠易醒，醒了之後就難以再入睡等。失眠持續六個月以上，必須至醫院進行診治，否則極易影響到日常生活。失眠的併發症，常是精神差、頭暈、心悸、健忘、注意力不集中、頸部肩膀酸痛、頭脹等。

症狀分類

中醫將失眠稱為「不寐」。依據失眠的原因將之分成許多不同的證型，有心火旺盛的「心火熾盛型」；腸胃不好的人睡眠品質也會不好，這就是中醫的「胃不和則臥不安」；有些人膽子較小，睡著後容易作夢，或是常易被惡夢驚醒，這就屬於「心膽氣虛」這一型。失眠日久，易出現「心陰虧損」之證。所以失眠必須依據每個人的體質狀況來做調整，方可獲得改善。中醫認為失眠的關鍵在於心神不安，所以也會加上安神鎮靜的中藥材來加強療效，這類的中藥具有體質調整性，並不具有成癮性。

預防與護理

一、飲食注意事項

1. 睡前不宜喝濃茶、咖啡，不宜用菸酒。
2. 就寢前避免吃太飽或油膩食物，也不可食用刺激性食物。
3. 可於睡前飲用少許熱牛奶。
4. **適合吃的水果：**龍眼、桑椹、紅棗

二、日常保健

1. 失眠與情緒變化關係較大，因此除藥物治療外，還應針對患者的心理狀態解除患者的煩惱，消除顧慮和恐懼。
2. 應加強體能鍛鍊，或做些放鬆筋骨的體操。
3. 睡前少說話，少思考。
4. 養成良好的生活習慣，早睡早起，以利改善失眠的症狀。
5. 硬性規定睡眠時間。

失眠症狀及適合食用蔬菜一覽表

分類	症狀	適合的蔬菜
心火熾盛型	心煩，煩躁不安，口乾，舌破，小便較黃	金針花、蓮子、茼蒿
心膽氣虛型	膽子較小，睡著後容易作夢，或是常易被惡夢驚醒	金針花、蓮子
心陰虧損型	失眠日久、心悸、健忘、夜間口乾	金針花、蓮子

6. 勿在床上浪費時間，待有睡意時才上床睡覺。
7. 避免日夜顛倒或作息不定。
8. 布置舒適的睡眠環境。
9. 可使用耳塞、眼罩等工具。
10. 洗溫水澡有幫助。
11. 失眠情形嚴重的話要必須就醫。

symptom 03

筋骨酸痛

—筋骨酸痛小知識—

中醫病名 腰痛、腰酸、痺證

西醫病名 關節痛、關節炎、骨關節病、坐骨神經痛、椎間盤移位、肌痛及肌炎、神經痛、神經炎及神經根、類風濕關節炎、肌膜炎、骨質疏鬆

適合吃的蔬菜 韭菜、生薑、蓮子、香菇、草菇、黑木耳。

韭菜：1. 可暖腰膝，改善腰腿酸軟的症狀。
2. 具有溫補肝腎、助陽固精的功效，適用於陽痿早洩、遺精多尿等症。
3. 可行氣、散瘀、活血對跌打損傷有幫助。

生薑：可助暖強筋骨、除風寒濕邪。

蓮子：能健脾補腎，對腰酸背痛有幫助。

香菇：含有麥角固醇，在日光照射下可轉化為維生素D，對骨骼有

幫助。

草菇：追風散寒，舒筋活絡。改善腰腿酸軟，肢體麻木。

黑木耳：1. 補氣生血。鈣、鐵含量高，是補充鈣、鐵的佳品。
2. 改善腰酸腿軟與肢體麻木。

病因

隨著年齡的增加，身體各方面的機能也逐漸退化，筋骨易出現腰酸背痛、腰膝無力、痠麻作痛的情形，這可能與骨質疏鬆，或骨刺、坐骨神經痛，或退化性關節等病症有關。

也有些患者為關節部位較易酸，如肩關節、肘關節、踝關節、膝關節等，又可分單一關節、多關節酸痛兩種情形。

一般而言，遇天氣轉變時較易誘發，多半為患處曾經撞傷或扭傷，未能完全康復，以致於病灶不定時發作，中醫稱之為「風濕症」。

在中醫理論中，與筋骨酸痛較有關係的是肝和腎兩臟，中醫認為「肝主筋」、「腎主骨」，筋包含了肌腱與韌帶，骨則包含了骨骼系統，所以筋骨不好與肝腎是有關係的，可以藉由補養肝腎來強筋壯骨。

此外，酸痛的問題亦與中醫「瘀」有關，所謂的「不通則痛」指的是血液循環不通，有瘀阻的現象，因而導致酸痛的產生，可經由通經活絡來獲得改善。

症狀分類

以下僅將最主要的腎虛型及痰瘀阻絡型做介紹。

預防與護理

一、飲食注意事項

1. 若關節紅腫避免攝取刺激性及辛辣食物，如咖啡、濃茶、巧克力、辣椒、芥茉、花椒、大蒜等。應減少高熱量、飽和脂肪與高糖類的食物，多攝取飽和脂肪含量低，不含膽固醇的大豆蛋白。此外，也應減少鹽分的攝取。
2. 含鈣量高的食物：
   - 乳製品如牛奶、乳酪為鈣質的良好來源，每天應喝

筋骨酸痛症狀及適合食用蔬菜一覽表

分類	症狀	適合的蔬菜
腎虛型	腰酸，膝無力，不能久站或久行，勞動後症狀加重	韭菜、生薑、蓮子、黑木耳、草菇、香菇
痰瘀阻絡型	肢體關節酸痛日久不癒，關節腫大甚至變形	生薑、黑木耳

2～4杯的牛奶或其它乳製品。

- 小魚乾、髮菜、芝麻、紫菜、小魚、海帶、蝦米、乾蝦仁及深綠色蔬菜。
- 自飲食中攝取適量的維生素D；維生素D可幫助鈣的吸收，如果缺乏，也可能引起骨質疏鬆症。除了自食物中可獲維生素D外，每日也需適當的日曬太陽，因日光中的紫外線會使食物中維生素D的前驅物轉變為身體可利用的維生素D。

3. **適合吃的水果**：櫻桃、葡萄、桑椹

二、日常保健

1. 對從事久立、久坐、久行等工作人員，應注意工作期間的休息，並進行保健體操等，以恢復腰部疲勞。
2. 注意勿寢臥濕地，勿衣著冷濕，避免為寒濕所束。
3. 飲食清淡，勿過嗜高粱酒醴，以免內生濕熱。
4. 不作沒有準備動作的暴力運動。
5. 積極治療引起筋骨酸痛的原發疾病，如坐骨神經痛、骨刺等。
6. 勞損腰部宜多休息，可熱敷與局部按摩。

7. 在護理上最重要的是保暖及避寒。一般的筋骨酸痛患者，在能耐忍受的限度內，可進行適當的活動，但應避免過度勞累。關節疼痛劇烈者，應臥床休息。將痛肢用被褥等墊起，使之舒適，以減輕疼痛。但需經常更換體位，以免局部皮膚受壓及影響關節功能的恢復。病情好轉後，方可循序漸進，逐漸活動。汗出多者，應注意經常更換內衣。

8. 減少壓力：壓力太大或有憂鬱症者，較易影響體內與骨質有關的荷爾蒙的平衡，使骨質加速流失。

9. 培養正當的嗜好，如養花、畫畫等，隨時保持愉悅的心情，多參加戶外活動或社團，如果心情愉快，心胸開闊，可減緩衰老及減少病痛。

10. 四十歲以上的婦女，可做骨密度檢查，平時定期健康檢查、注重身體保健、攝取均衡營養、適當運動，即可遠離疾病！

symptom 04

憂鬱

—憂鬱小知識—

中醫病名　憂、悲、臟躁、百合病、鬱病

西醫病名　憂鬱症、情感性精神病、躁鬱精神病、鬱型

適合吃的蔬菜　小白菜、金針花、金針菇、蓮子。

小白菜：能舒緩緊繃的情緒，可平緩思緒。

金針花：疏肝解鬱，可改善失眠、憂鬱。

金針菇：維生素B_1含量豐富，能促進新陳代謝，防止壓力，讓神經系統保持正常。

蓮子：能養血安神，對貧血、心神不寧、失眠有幫助。

病因

臨床上有許多病症會產生憂鬱的症狀，例如：躁鬱症、重度憂鬱症、更年期症候群、產後憂鬱症、內分泌失調、藥物的副作用。

有幾個因素可能導致憂鬱症的產生，這包括：

1. 遺傳因素：家族中有憂鬱症者，罹患憂鬱症的比例較高。
2. 環境因素：遭遇到重大的變故。
3. 心理因素：與人格特質有關，如完美主義、容易挫折都比較可能產生憂鬱症。
4. 藥物因素：有些藥物（某些降血壓藥、類固醇）的副作用。
5. 其它：如內分泌失調（甲狀腺功能低下）、酗酒及安非他命成癮等。

憂鬱症患者會有長時間的情緒低落，對日常生活失去興趣，食欲下降或食欲大增，失眠或過度睡眠，全身倦怠，失去活力，無價值感，注意力減退，有自殺意念，甚至企圖自殺。

症狀分類

憂鬱症和壓力一樣與中醫的「肝」這個臟腑最有關係，因為中醫的肝主情志，和情緒最有關係了。除了肝以外，憂鬱也和中醫的「心」這個臟腑，因為心主神志，我們的精神狀態是和心最有關係的。我們將憂鬱症分成下表三種證型：

預防與護理

一、飲食注意事項

1. 小麥製品如麵筋要避免攝取，因為與憂鬱症可能有關聯。
2. 含Phenylalanine（一種胺基酸）的補充品，如人工甘味劑中的阿斯巴甜，憂鬱症者要限制食用，否則會惡化症狀。
3. 少吃飽和脂肪酸比例高的食物，如肉類或油炸食品（薯條、炸雞）。
4. 不要食用精緻糖、汽水。
5. 抽菸、喝酒不能解憂愁。
6. 少吃含咖啡因食物，如咖啡、紅茶、可樂、巧克力。
7. 營養能改善情緒，例如維生素B群可以幫助抵抗憂鬱。

二、日常保健

憂鬱症狀及適合食用蔬菜一覽表

分類	症狀	建議蔬菜
肝氣鬱結	精神抑鬱、喜歡嘆氣、胸悶痛、婦女月經不正常、乳房脹痛	小白菜、金針花
心神失養	心神不寧、精神恍惚、悲傷想哭、心煩、睡不著	金針花、蓮子
心脾兩虛	失眠、健忘、心悸、食欲不振、腹瀉、頭暈	金針花、蓮子、金針菇

1. 保持心情愉快，不要胡思亂想，不要獨處。
2. 釋放壓力，把問題表達出來，可以找人傾訴，發洩情緒。
3. 多曬太陽、多運動。
4. 直接的問清楚懷疑的事情。
5. 關閉冰箱，避免吃東西抵抗憂鬱的衝動。
6. 即使情緒低落，還是要尊重他人，不可遷怒他人。
7. 嚴重憂鬱症須求診於心理師或精神科醫師的心理治療或藥物治療。

皮膚疾病

symptom 01

青春痘

—青春痘小知識—

中醫病名　面皰、粉刺

西醫病名　痤瘡、痘瘡狀痤瘡

適合吃的蔬菜　胡蘿蔔、空心菜、絲瓜、綠豆芽、金針菇。

胡蘿蔔：抗發炎、抗過敏，能保護上皮細胞的完整性，改善痘疹、青春痘。

空心菜：有涼血的作用，可改善皮膚潰瘍、痘疹。

絲瓜：有消腫化痰、涼血解毒的作用，對皮膚痘疹的改善有幫助。

綠豆芽：可嫩膚，改善年輕人的青春痘。

●● **金針菇**：維生素B_2，可預防濕疹和改善面皰。●●

病因

青春痘是一種毛囊、皮脂腺的慢性發炎，可擠出白色粹米樣粉汁的皮膚病。形成的原因很多，大致上可歸納為下列幾點：

1. 皮脂腺分泌過多：青春期荷爾蒙分泌旺盛，皮脂分泌量增多。
2. 內分泌因素：體內雄性激素或黃體素增加。
3. 睡眠及情緒：熬夜、壓力、緊張會使體內男性素分泌增加。
4. 汙垢、清潔不完全：阻塞毛孔。
5. 食物：高脂肪、高糖、酸辣刺激性食物。
6. 瘡桿菌感染：會使毛孔開口處角質化、阻塞毛孔。
7. 藥物：使用某些藥物如類固醇、避孕藥、抗甲狀腺藥物、精神科用藥（Lithium）等。
8. 紫外線。
9. 遺傳。

青春痘的皮膚表現是皮膚會出現紅色丘疹、膿皰、以及大而深、呈紅色或紫紅色的囊腫，會產生紅腫、疼痛的症狀，若擠壓不當會使青春痘膿皰裂開，也會在臉上留下小坑洞及疤痕。而粉刺是一種細小的丘疹，是一種未發炎的青春痘。

症狀分類

中醫可簡單將青春痘分成「肺熱血熱證」及「腸胃濕熱證」。

預防與護理

一、飲食注意事項

1. 飲食原則應以口味清淡為主，以低鹽、低脂、低糖較為適合，烹飪以清蒸、水煮、清炒為主，選擇新鮮蔬果食用。
2. 不宜多吃醣類食物，過量攝取精緻醣類，會使人體免疫力不降，容易造成傷口細菌感染的問題。
3. 少吃辛辣物、油炸品、菸酒、咖啡、巧克力、花生米、飲料、罐頭食品。
4. 溫熱性水果，如荔枝、龍眼、榴槤等不適合多吃。

二、日常保健

1. 勤洗臉，保持清爽乾淨。
2. 少化妝，以免阻塞毛孔。若要使用化妝品，要選用油脂含量較少的產品。
3. 避免擠痘痘，以免造成感染而發炎、紅腫，進而產生痘疤。
4. 睡眠充足，作息正常。
5. 放鬆心情，降低壓力。
6. 減少日曬。
7. 細讀護膚或化妝產品標籤，羊毛脂、異丙基肉豆蔻油、月桂硫酸鈉應避免，會造成皮膚負擔。
8. 遏止青春痘的蔓延，應將藥物塗在痘痘四周，而非患部所在。
9. 如果青春痘太嚴重，範圍廣又有發炎，需求診於專業的皮膚科醫師，依內服藥或塗抹藥物來治療。

青春痘與適合食用蔬菜一覽表

分類	症狀	適合的蔬菜
肺熱血熱證	皮膚色紅，痘疹焮熱、疼痛、或有膿皰	絲瓜、空心菜、綠豆芽
腸胃濕熱證	痘疹紅腫疼痛，伴有便祕、小便黃、腹脹、食欲差	胡蘿蔔、金針菇

symptom
02

濕疹

—濕疹小知識—

中醫病名　水疥、濕疹、濕瘡

西醫病名　濕疹、接觸性皮膚炎及其它濕疹

適合吃的蔬菜　胡蘿蔔、芥菜、金針花、金針菇。

胡蘿蔔：抗發炎、抗過敏，能保護上皮細胞的完整性，改善痘疹、青春痘。

芥菜：含有豐富的鈣和維生素、菸鹼酸，對皮膚很好。

金針花：加速皮膚毛細血管血液循環，抵禦內外不良因素對皮膚的侵害，可使皮膚白皙嬌嫩而有彈性，鬚髮變得烏亮。

金針菇：維生素B_2，可預防濕疹和改善面皰。

病因

濕疹發生的原因還不十分明確，它與皮膚過敏和遺傳有關。有少部分的

人對奶類製品會過敏，也有人對羽毛、灰塵等物質敏感而引發濕疹。

濕疹初起容易侵犯頭頸部及肘關節皮膚皺摺處，以群集的小水泡、丘疹皰為主，針尖到粟米大小。濕疹搔抓破皮，形成點狀的糜爛，滲出液體，乾燥後皮膚變成黃色的結痂斑片，若不治療容易反覆發作，範圍亦會逐漸擴大。

濕疹在中醫與「脾」這個臟腑最有關係，由於脾主運化，脾可運化水穀亦可運化水液，一旦脾的運化水液的功能失常，在皮膚上就可能有濕疹的產生。夏季氣候炎熱、暑氣重，容易形成濕熱環境，當體內的濕氣過多，無法排出體外，濕熱蒸於皮膚之間，就形成了濕疹，所以夏季是好發的季節。

症狀分類

中醫將濕疹分成脾濕型與濕熱型。

預防與護理

一、飲食注意事項

1. 冰冷食物少吃，如飲料、西瓜、哈密瓜、生菜沙拉、冰品等。
2. 腥味食物少吃，如魚類、海鮮、貝殼類、肥肉等。

3. 易引發過敏的食物少吃，如芒果、竹筍、鴨肉等。
4. 刺激性食物少吃，如酒、辣椒等。
5. 補藥少吃，如四物湯、十全大補湯、羊肉爐等。
6. 避免吃太飽。

二、日常保健

1. 居家環境保持空氣流通，不要悶熱。
2. 盡量穿著棉質透氣的衣物。
3. 避免搔抓皮膚。
4. 洗澡水溫不要太高，約38℃～42℃為合適溫度。
5. 避免使用止汗劑，止汗劑反而會讓皮膚不透氣。
6. 避免快速的溫度變化。
7. 使用純白的衛生紙。
8. 使用不含香料的乳霜或軟膏。
9. 皮膚搔癢難受，水泡變成膿皰，皮膚紅腫熱痛時須求診於皮膚科醫師。

濕疹症狀及適合食用的蔬菜一覽表

分類	症狀	適合的蔬菜
脾濕型	皮疹含水，伴有脾胃症狀，如大便稀軟、腹脹，身體容易水腫，四肢沉重感	胡蘿蔔、金針菇、芥菜
濕熱型	水泡伴有膿泡，皮膚紅腫熱痛，大便軟瀉、味臭、口乾、火氣大	金針花、金針菇

Chapter

4

促進健康對症蔬菜食譜

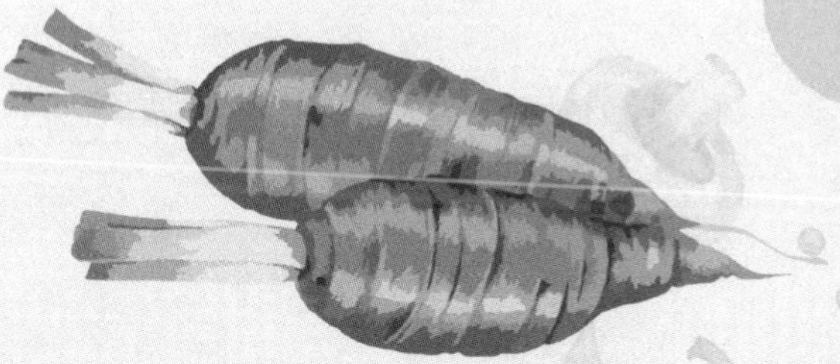

咳嗽01

乾咳適用・銀耳蓮子湯

食材

銀耳（白木耳）鮮品2～3大朵、蓮子8～10顆、紅棗5枚、冰糖少許、水1.5公升

作法

1. 銀耳切小片，蓮子泡軟，紅棗洗淨壓破。
2. 銀耳、蓮子、紅棗放入電鍋中加水煮，煮爛後加入冰糖調味即可食用。

功效

1. 對久咳，乾咳（咳嗽無痰）及老年性喘咳有幫助。
2. 改善虛熱口渴（體虛但有虛火）、食欲不振。

說明

1. 銀耳可滋陰潤肺，對於肺燥咳嗽、老年性喘咳、久病後期體質虛弱可以改善。
2. 蓮子可健脾養心、止腹瀉。便祕者不適合。
3. 紅棗可改善脾胃虛弱，改善手腳冰冷的情形，但由於紅棗含糖量較高，較不適合糖尿病患者食用。

咳嗽02

寒咳適用・芥菜魚片湯

食材

新鮮芥菜4～5根、鯛魚2大片、生薑絲少許、米酒少許、鹽少許、水2公升。

作法

1. 芥菜洗淨切小段，鯛魚切小片。
2. 水滾後加入生薑絲、芥菜，待芥菜熟後加入鯛魚片煮成湯。
3. 加入食鹽和米酒調味後即可食用。

功效

1. 改善寒痰咳嗽，即症見咳嗽、痰色白、痰質稀、喉嚨不痛。
2. 改善胃痛、胃痙攣疼痛，受寒後胃痙攣疼痛。

說明

芥菜性溫，適合咳嗽寒痰者及胃冷痛者食用，熱咳、咳嗽痰黃稠、胃熱、便祕者不宜食用。

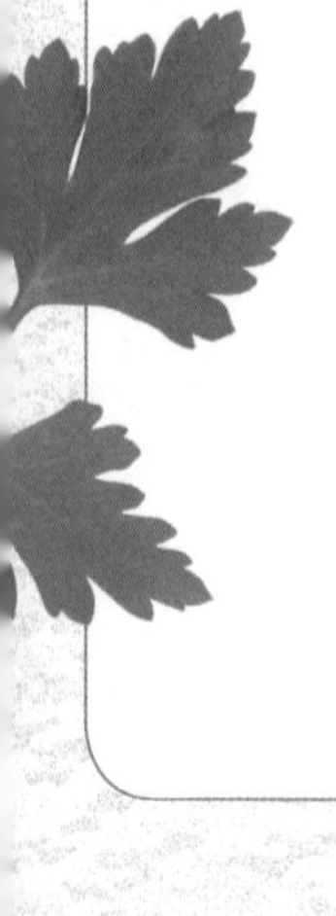

感冒
03

蔥白豆腐湯・風寒感冒

食材

生薑5片、蔥白2根、豆腐1大塊、鹽少許、水1公升

作法

1. 生薑切絲，蔥用白色那一部分，綠色的部分去掉。豆腐切小塊。
2. 生薑、蔥白和豆腐加適量的水煮成湯，加入食鹽調味即可。
3. 溫熱服用、微出汗效果更佳。

功效

1. 預防感冒，尤其感冒初期可飲用。
2. 適合風寒感冒

說明

1. 生薑可解表散寒，改善感冒。
2. 蔥白有通陽散寒，溫暖身體的作用。

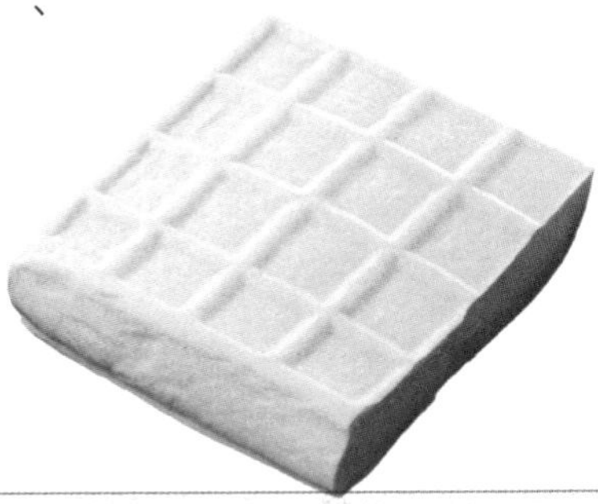

感冒
04

香菜雞蛋粥・風寒感冒

食材

新鮮生薑3～4片、香菜5根、雞蛋1顆、白米1/2杯、鹽少許、水3杯

作法

1. 生薑切絲。香菜切碎。
2. 白米加約3杯的水，用電鍋煮成粥。
3. 趁粥熱打入一顆雞蛋拌勻，再加入生薑、香菜及食鹽拌勻後即可食用

功效

改善風寒感冒、噁心厭食、非腸胃炎之腹瀉。

說明

1. 生薑可解表散寒，改善風寒感冒。喉嚨痛者不適用。
2. 香菜（芫荽）可祛風，改善風邪頭痛。

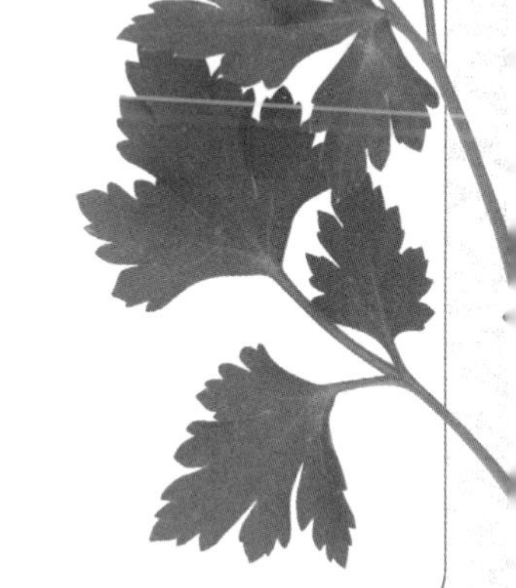

咽痛05

蓮藕茶

食材
蓮藕粉60克、水60 毫升、糖少許

作法
1. 蓮藕粉加等量的水煮滾調勻。
2. 加入少量的糖調味，放涼後飲用。

功效
改善口乾、口渴、口角糜爛、口唇炎、口腔潰瘍、舌炎、聲音沙啞。

說明
蓮藕生食可清熱潤肺，止渴除煩；熟食可健脾開胃，安神滋陰。

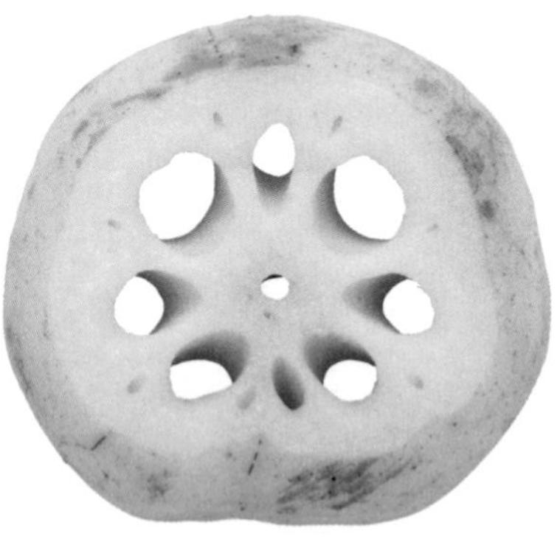

咽痛06

大黃瓜竹筍魚丸湯

食材
大黃瓜1條、竹筍1枝、魚丸5顆、水約3公升、鹽適量

作法
1. 大黃瓜洗淨去皮切塊，竹筍洗淨切成薄片。
2. 湯鍋內放入水，水滾放入大黃瓜、竹筍和魚丸一同煮湯。
3. 煮熟後加入鹽調味即可。

功效
1. 清熱利水，可利尿。
2. 改善煩渴、咽喉腫痛。

說明
大黃瓜本身就有改善煩渴及咽喉腫痛的效果，再加上竹筍又有退熱消腫的作用，對口乾、咽痛極有幫助。

消化不良07

高麗菜炒肉絲

食材

高麗菜1/4顆、豬肉約200克、金針菇1/2包、小蝦仁少許、鹽少許、食用油少許

作法

1. 高麗菜洗淨切小片，豬肉切絲。金針菇洗淨。
2. 鍋入油，燒熱後下小蝦米和豬肉絲拌炒，續入高麗菜、金針菇一起炒。
3. 待炒熟後加入鹽調味即可食用。

功效

可補脾胃，增加食欲。

說明

1. 高麗菜本身就對腸胃很好，可改善腹脹、食欲不振，對胃痛，胃及十二指腸潰瘍有幫助。
2. 金針菇具有健脾益胃的功效，對不思飲食、體倦乏力有幫助。

消化不良08

大頭菜排骨粥

食材

大頭菜1/2顆、排骨6小塊、生薑3片、白米1杯、鹽少許、水7杯

作法

1. 大頭菜去皮切小塊，與排骨、生薑、白米加水煮成粥。
2. 加鹽調味即可食用。

功效

對消化不良、腹脹滿有一定的幫助。

說明

大頭菜性溫，可改善腸胃的消化能力。

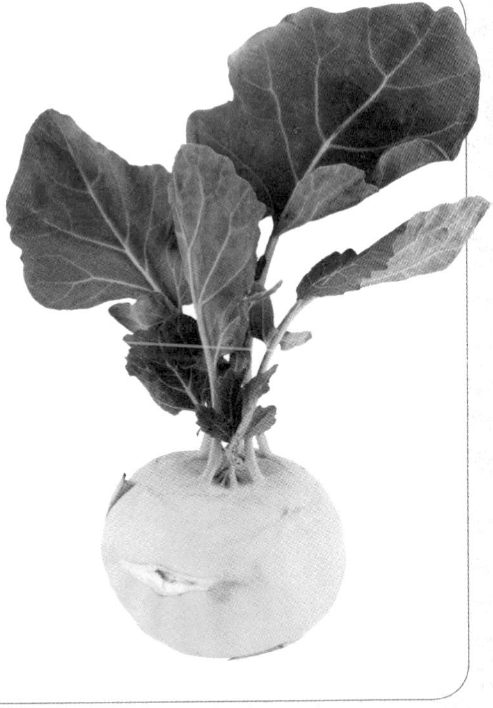

胃虛寒呃逆適用・生薑紅糖飲

食材
生薑5片、紅糖適量、水1公升

作法
生薑與紅糖加水同煮10分鐘，溫飲即可。

功效
1. 改善胃寒、呃逆。
2. 緩解痛經，對虛寒證之痛經有效（症狀為小腹冷痛，熱敷痛減）。

說明
1. 生薑可促進血液循環，溫暖身體，還可防止或減輕暈車、暈船。
2. 生薑溫胃，改善胃寒嘔吐，噁心厭食。

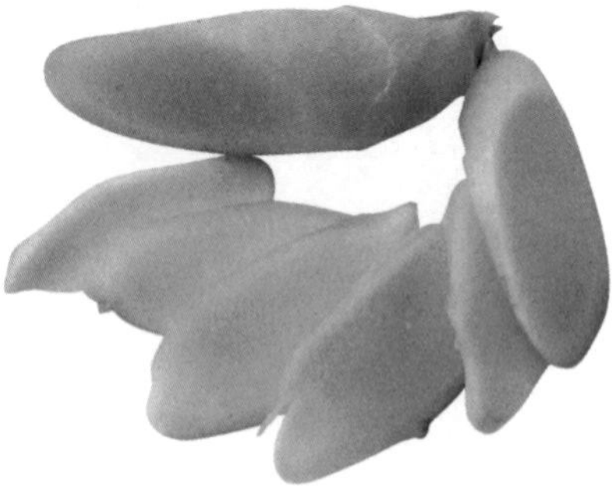

胃火呃逆適用・蓮藕炒蘑菇

食材
蓮藕10片、蘑菇6~8朵、青蔥1根、鹽少許、食用油少許

作法
1. 蘑菇洗淨切小片。青蔥切小段。
2. 熱鍋熱油，加入蘑菇、蓮藕、青蔥拌炒，加入鹽調味即可食用。

功效
緩解嘔吐呃逆，改善口渴。

說明
蓮藕生食可清熱潤肺，止渴除煩；熟食可健脾開胃，安神滋陰。

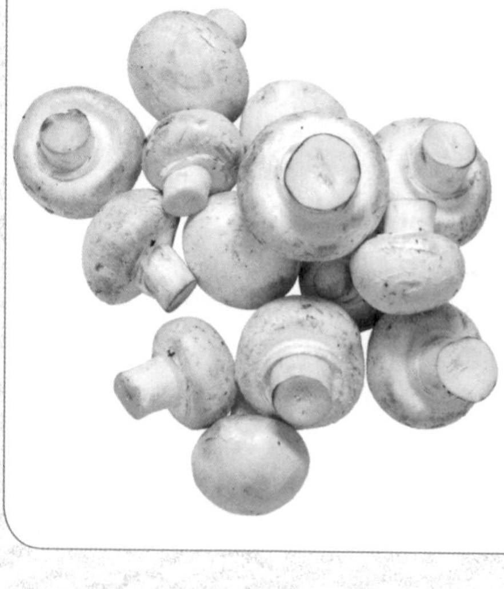

腹瀉11

山藥雞肉粥

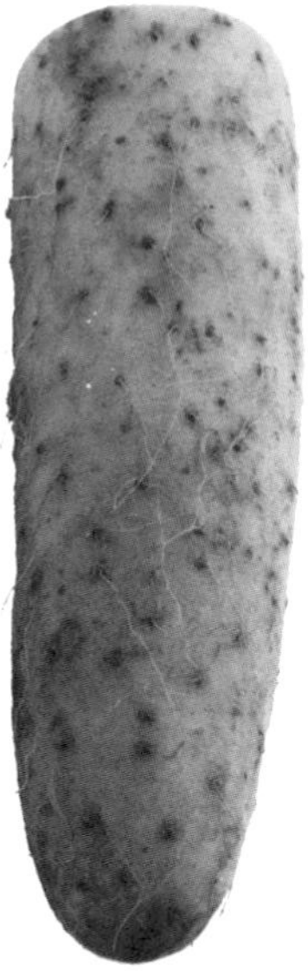

食材

山藥150克（中藥山藥60克或日本山藥150克）、雞胸肉1大片、白米1杯、水6杯

作法

1. 雞胸肉切小塊
2. 山藥、雞胸肉、白米加水共煮成粥。

功效

1. 改善慢性腹瀉。
2. 小兒泄瀉的食療佳品。

說明

山藥含澱粉酶和消化酶，可以改善胃口不好、消化不良和腹瀉。注意山藥若有感冒、便祕、火氣大者不宜食用。

腹瀉12

洋蔥炒蛋

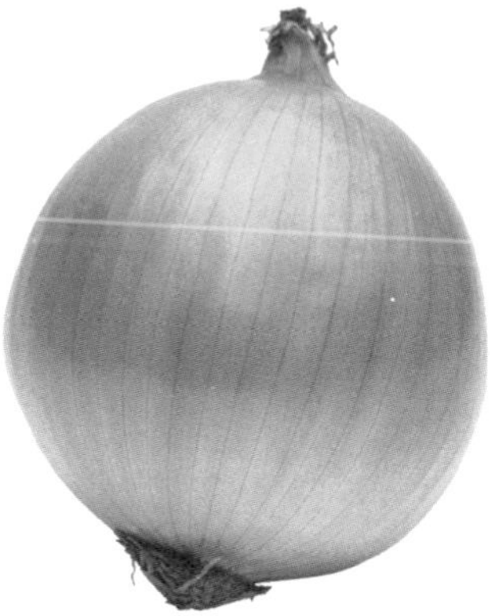

食材

洋蔥1顆、雞蛋2顆、青蔥1根、食用油少許、鹽少許

作法

1. 雞蛋去殼打散。洋蔥切片。
2. 熱鍋熱油後先炒洋蔥，再加入雞蛋、青蔥一起炒熟，加鹽調味即可。

功效

改善慢性腸炎。

說明

1. 洋蔥對慢性腸炎有幫助。
2. 青蔥對非腸炎引起的腹瀉有幫助。

實祕適用・筍乾炒空心菜

便祕 13

食材

空心菜6根、筍乾（乾品）少許、食用油少許、蒜頭3瓣、鹽少許

作法

1. 空心菜洗淨切小段，蒜頭切片。筍乾先浸水泡軟。
2. 鍋入油燒熱後，下蒜片拌炒，續入筍乾、空心菜炒熟，以鹽調味即可食用。

功效

潤腸通便，改善頑固性便祕。

說明

空心菜可清腸胃，潤腸通便，緩解口臭及大便乾燥。空心菜中粗纖維的含量豐富，由纖維素、半纖維素、木質素、膠漿及果膠等組成，具有促進腸蠕動，通便解毒作用。

實祕虛祕皆適用・地瓜粥

便祕 14

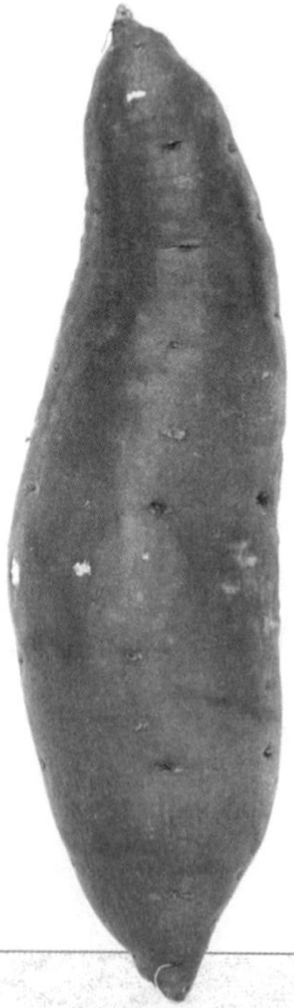

食材

地瓜1顆、白米1杯、水6杯

作法

1. 地瓜洗淨去皮切絲，加米加水用電鍋煮成地瓜粥。
2. 不需另外加糖，地瓜本身就有點甜甜的。

功效

補氣生津，改善便祕（實秘、虛秘皆可）。

說明

地瓜有豐富的膳食纖維可潤腸通便，改善便祕、痔瘡。

消化性潰瘍15

金針菇蛋花湯

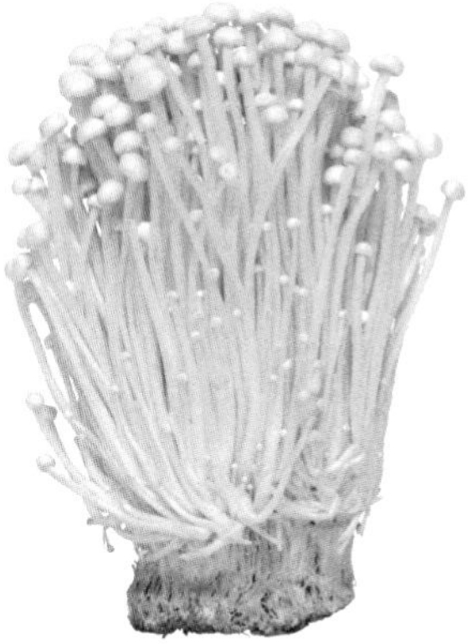

食材

金針菇1/2包、貢丸3顆、蛋2顆、大蒜1根、鹽少許、水1.5公升

作法

1. 金針菇洗淨，大蒜切小段。
2. 金針菇、貢丸、大蒜加入適量的水共煮成湯，打入蛋花，加入食鹽調味即可食用。

功效

1. 健脾益胃，改善食欲不振、體倦乏力。
2. 消化性潰瘍者適合食用。

說明

1. 金針菇：具有防治肝炎、消化性潰瘍，降低膽固醇，預防高血壓等的功效。
2. 大蒜：對胃炎、胃潰瘍有幫助。

消化性潰瘍16

蘑菇燉馬鈴薯

食材

蘑菇6朵、馬鈴薯2~3顆、紅蘿蔔1/2根、花椰菜1朵、去骨雞腿肉1隻、水少許、橄欖油少許、鹽少許

作法

1. 蘑菇洗淨切片，馬鈴薯、紅蘿蔔去皮切塊、花椰菜切小朵、雞肉切小塊。
2. 雞肉、花椰菜、紅蘿蔔、馬鈴薯和蘑菇放入鍋中，加入水和橄欖油、食鹽，用電鍋燉軟後即可食用。

功效

1. 改善脾胃虛弱、食欲不振、十二指腸潰瘍。
2. 高血壓患者適合食用。

說明

1. 馬鈴薯：和胃調中，對胃及十二指腸潰瘍、胃炎的腹痛症狀，有緩解的作用。
2. 蘑菇：益腸胃，對脾胃虛弱、飲食不佳及十二指腸潰瘍有幫助。
3. 花椰菜：可開脾胃，且對胃炎、胃潰瘍患者有輔助治療的作用。

蘆筍豆腐

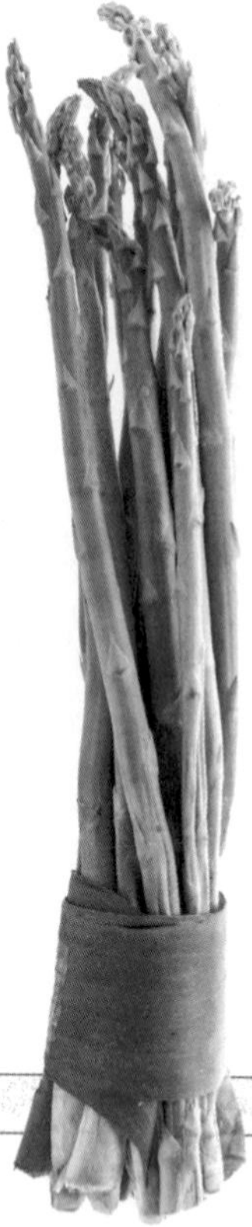

食材

豆腐（涼拌用）1大塊、蘆筍5根、醬油膏少許

作法

1. 蘆筍燙熟後切小段。
2. 將蘆筍放在豆腐上，淋上醬油膏後即可食用。

功效

高血壓患者適合食用。

說明

蘆筍：高血壓、高血脂、動脈硬化的患者適合吃。

芹菜炒菜心

食材

香菇（乾品或鮮品）5朵、芹菜3根、菜心1根、素油少許、鹽少許

作法

1. 香菇切片，菜心亦切片、芹菜切小段。
2. 鍋內置入少許素油，下香菇及菜心炒熟，再加入芹菜炒一下，加入少許鹽即可食用。

功效

1. 高血壓患者食用有益。
2. 糖尿病、高血脂患者適合食用。

說明

1. 香菇：高血壓、糖尿病患者適合食用。
2. 芹菜：清熱平肝，對於肝火上升引起的高血壓有幫助，所謂肝火上升引起的高血壓指的是血壓偏高，並且伴隨有頭暈目眩、頭痛、目赤的症狀。另外，對於妊娠性和更年期高血壓也有幫助。

心肌梗塞19

油菜炒豆干

食材

新鮮油菜5～6根、豆干3塊、蒜頭3瓣、食用油少許、鹽少許

作法

1. 油菜洗淨、切段，蒜頭打碎。豆干切小塊。
2. 炒鍋入油燒熱後，下蒜頭、豆干炒幾下，再加入油菜一起炒熟後，以鹽調味即可食用。

功效

適合老年性高血壓、冠心病、肥胖者食用。

說明

1. 油菜有清熱解毒、散血消腫、生津潤燥的作用。油菜適合老年人高血壓、冠心病及肥胖症者食用。
2. 大蒜、蒜頭：能降低血清中的膽固醇、三酸甘油酯，可以預防心血管疾病、動脈硬化。

心肌梗塞20

涼拌黑木耳

食材

黑木耳（鮮品）2大朵、薑絲少許、蔥1根、洋蔥1/2顆，鹽、白糖、香油、白芝麻油、醬油、米醋各少許

作法

1. 黑木耳切成長條狀，洋蔥切長條，蔥切成蔥花。
2. 鹽、白糖、香油、白芝麻油、醬油、米醋混合成調味醬
3. 將水煮開，加入洋蔥、黑木耳汆燙，撈起濾乾水分，加入調味醬拌一拌，撒上蔥花及薑絲，醃製2小時後即可食用。

功效

可作為消化道疾病、高血壓、血管硬化等症的保健食療。

說明

1. 黑木耳：可抑制血小板凝集，又可降低血中膽固醇，對高血壓、冠心病、動脈硬化病患有助益。
2. 洋蔥：對高血壓有幫助，能預防心肌梗塞，保護心臟。

排尿困難21

鹹蛋苦瓜

食材

苦瓜1條、鹹蛋2顆、蔥1根、鹽少許、油少許

作法

1. 苦瓜去籽切薄片，鹹蛋去殼切碎。
2. 熱鍋熱油後先炒苦瓜，再加入鹹蛋拌炒，最後撒上蔥花，加入食鹽調味後即可食用。

功效

可利小便。清熱解暑。

說明

苦瓜獨特的苦味——金雞納霜，能抑制過度興奮的體溫中樞，可消暑滌熱，所以適用於中暑發熱、煩渴、小便不利等症。

排尿困難22

絲瓜豆皮湯

食材

絲瓜1條、貢丸3顆、新鮮豆皮2片、芹菜1根、鹽少許、水2公升

作法

1. 絲瓜去皮切小塊。豆皮切小條，芹菜切成珠狀。
2. 水滾後加入菜瓜、貢丸及豆皮煮成湯，再加入芹菜珠及食鹽調味後即可食用。

功效

清熱、生津除燥、利尿。

說明

1. 絲瓜：可利尿，改善小便不利。
2. 芹菜：可清熱利水，改善小便熱痛。

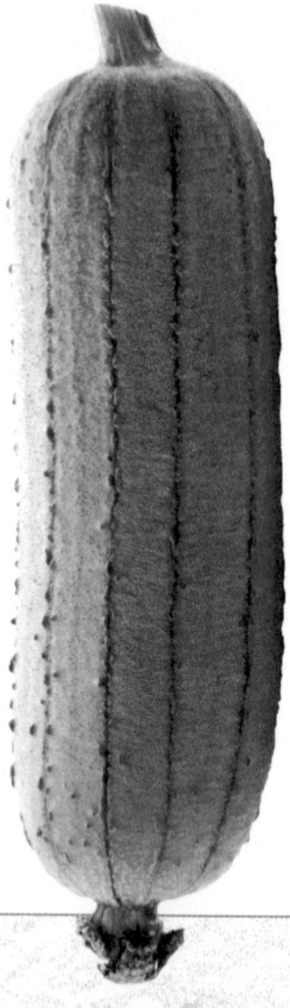

泌尿道感染 23

紫菜蛋花湯

食材

紫菜1大片、空心菜3根、雞蛋2顆、鹽少許、水2公升

作法

1. 紫菜撕成小片，空心菜洗淨切段，雞蛋打成蛋花。
2. 水滾後先下空心菜，再下紫菜和蛋花，加鹽調味後即可食用。

功效

改善泌尿道感染所引起的排尿刺痛感及頻尿的症狀。

說明

1. 空心菜：可用於小便不利，對於泌尿道感染所引起的尿道不適感，如刺痛、頻尿的症狀可緩解之。
2. 紫菜：可清熱利尿，改善排尿色黃、尿澀痛。

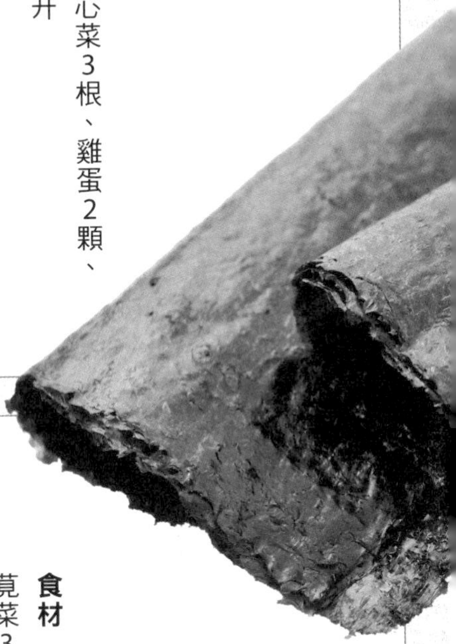

泌尿道感染 24

莧菜餛飩湯

食材

莧菜3～4根、餛飩8個、芹菜1根、水2公升、鹽少許

作法

1. 莧菜切小段，芹菜切珠（小小段呈珠狀）。
2. 水滾後放入餛飩煮5分鐘，再加入莧菜及芹菜珠煮3分鐘，加鹽調味即可食用。

功效

改善尿道炎。

說明

1. 莧菜：可清熱利尿除濕，並且有抗菌消炎的作用，對尿道炎有幫助。
2. 芹菜：可清熱利水，改善小便熱痛。

糖尿病25

南瓜米粉湯

食材

南瓜半顆、米粉1片（2人份）、蔥2根、薑3片、香菇3朵、黃豆芽1小把、文蛤6個、油少許、米酒少許、鹽少許、水3公升

作法

1. 南瓜洗淨去籽連皮切塊；蔥切段；香菇切長條。
2. 鍋入少許油，待燒熱後下蔥、薑及香菇拌炒，再加入3公升的水煮沸，沸水中放入南瓜煮至軟。
3. 加入米粉、黃豆芽和文蛤煮成米粉湯，最後加入米酒、食鹽調味即可食用。

功效

適合糖尿病患者食用。

說明

1. 南瓜：可促進胰島素的分泌，因此對糖尿病的防治有幫助。
2. 香菇：高血壓、糖尿病患者適合食用。
3. 黃豆芽：糖尿病口渴者食用有幫助。

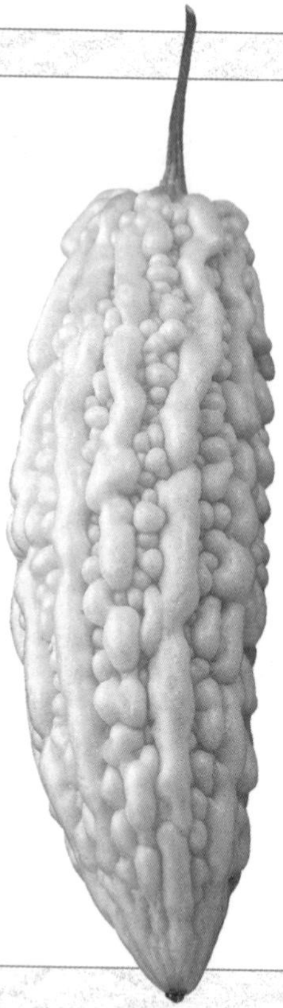

糖尿病26

苦瓜排骨湯

食材

苦瓜1條、排骨6小塊、生薑3片、鹽少許、水2公升

作法

1. 苦瓜去籽切小片。
2. 苦瓜、排骨、生薑加水共煮成湯，加入食鹽調味後即可食用。

功效

1. 清暑熱、止煩渴、利小便。
2. 適合糖尿病患者食用。

說明

苦瓜可消暑滌熱，一些研究發現苦瓜中含有類似胰島素的物質，有降低血糖的作用。

高脂血症27

冬瓜鮮菇湯

食材

冬瓜8小塊、香菇（鮮品）5朵、杏鮑菇1朵、蘑菇5朵、薑3片、鹽少許、水2公升

作法

1. 香菇、杏鮑菇、蘑菇洗淨切片。
2. 冬瓜加水煮至熟軟，再加入菇類續煮，最後加鹽調味後即可食用。

功效

對降低血脂（三酸甘油脂、膽固醇）有幫助。

說明

1. 冬瓜：可利水消腫，對慢性腎炎水腫、肝硬化腹水、腳氣浮腫、肥胖有幫助。冬瓜不含脂肪，且含有丙醇二酸成分，可抑制糖類物質轉化為脂肪，能防止人體的脂肪堆積。
2. 香菇：含核酸類物質、豐富胺基酸及礦物質，可降低膽固醇，預防血管硬化。
3. 蘑菇：對降低血脂有幫助。
4. 杏鮑菇：改善高血脂、高膽固醇。

高脂血症28

青椒炒海帶芽

食材

青椒2顆、海帶芽8條、薑絲少許、食用油少許、鹽少許

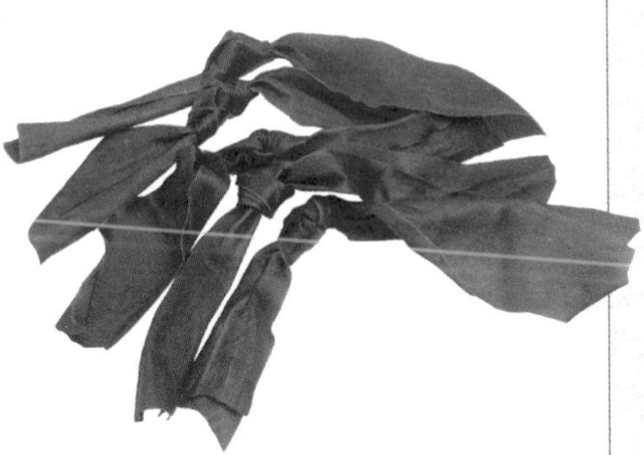

作法

1. 青椒洗淨切片。
2. 炒鍋入少許食用油，待油燒熱後下薑絲，再下青椒及海帶芽炒熟，最後加入少許食鹽調味後即可食用。

功效

改善高脂血症。

說明

海帶所含的褐藻酸對降低膽固醇有幫助。

肝炎
29

金針花蜆湯

食材

金針花（乾品）8朵、蜆約20個、生薑3片、鹽少許、水1.5公升

作法

1. 金針花泡水2小時。
2. 金針花、蜆、生薑加適量的水共煮成湯，加入食鹽調味後即可食用。

功效

對改善慢性肝炎、黃疸有幫助。

說明

金針花對改善黃疸有幫助。

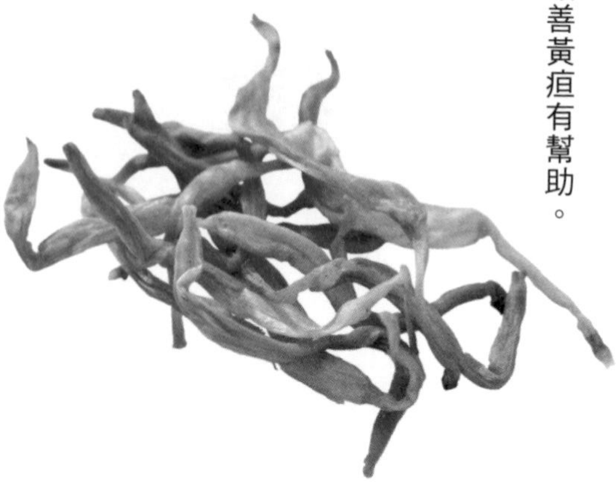

肝炎
30

茄子燉飯

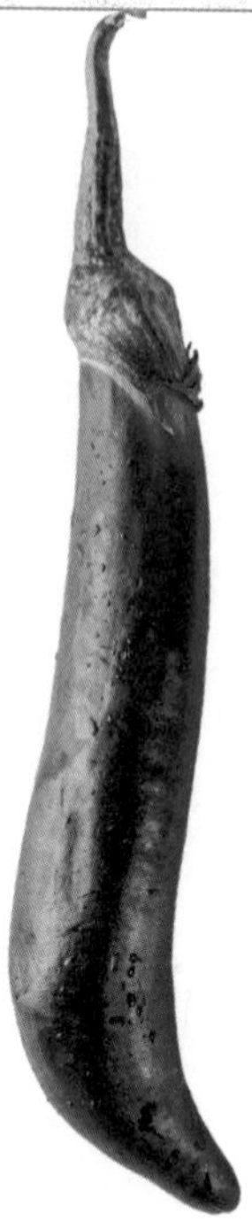

食材

茄子2條，花生（生品）10粒、紅棗6粒、白米1杯、水1.5杯

作法

1. 茄子洗淨切片。
2. 茄子、花生、紅棗與白米加水用電鍋煮成飯。

功效

黃疸型肝炎的輔助食療。

說明

茄子對黃疸型肝炎有幫助。

月經失調 31

黑木耳紅棗飲

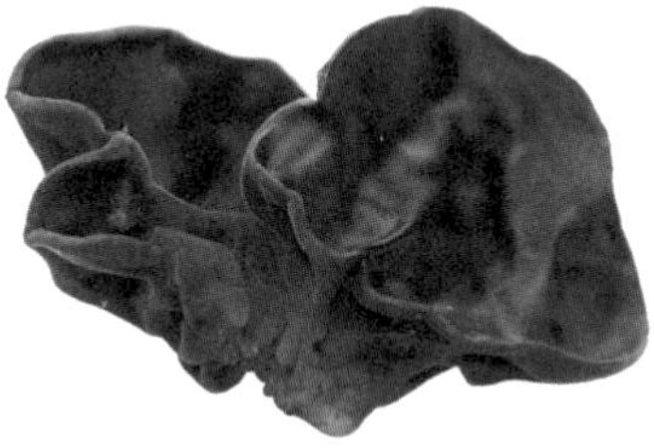

食材

黑木耳3大朵、枸杞10顆、紅棗3枚、糖少許、水1.5公升

作法

1. 黑木耳切條狀。
2. 黑木耳與枸杞、紅棗加適量的水共煮成湯，最後加少許糖調味即可。

功效

1. 改善腰酸腿軟、肢體麻木。
2. 改善月經量少。

說明

1. 黑木耳含鈣、鐵量高，是補充鈣、鐵的佳品。
2. 枸杞性溫，平時大魚大肉或有高血壓者不宜多食；感冒、腹瀉時也不要食用。

月經失調 32

油菜肉片湯

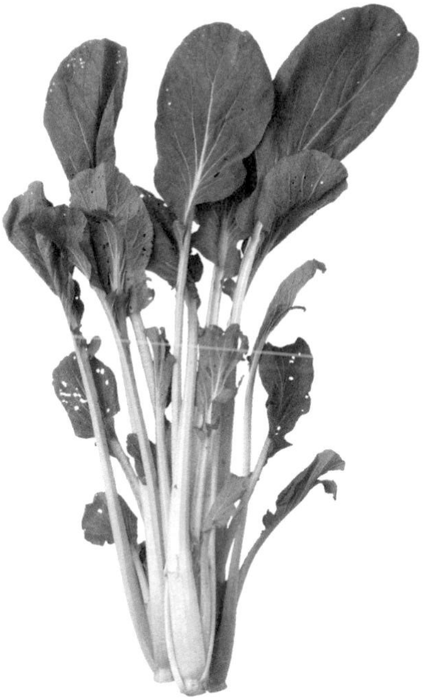

食材

油菜3根、豬肉片5片、薑3片、鹽少許、益母草6克（中藥店購買）、水2公升

作法

1. 油菜洗淨切小段
2. 油菜、豬肉片、益母草與薑，加水煮成湯。

功效

改善血瘀型痛經。

說明

油菜可活血祛瘀，改善婦女血瘀型痛經。

白帶
33

脾濕型白帶適用・山藥蓮子雞湯

食材

新鮮山藥8小塊（或中藥的山藥5錢）、蓮子（鮮品、乾品皆可）8粒、紅棗3枚、薏仁20克、雞腿1隻（連大腿）、鹽少許、水3公升。

作法

山藥、蓮子、紅棗、薏仁與雞腿加適量的水，共置於電鍋中煮成湯，加少許鹽調味後即可食

功效

1. 改善脾胃虛弱導致的慢性腹瀉。
2. 改善白帶，脾濕型白帶，白帶色白。

說明

1. 蓮子可健脾胃，止腹瀉，也可止帶下，所以大便祕結者要慎用。
2. 薏仁可健脾止瀉、利濕，但大便燥結及孕婦不可食用。

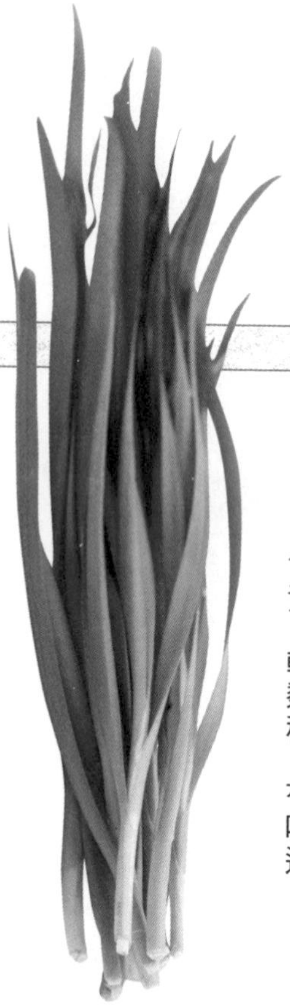

白帶
34

虛寒型白帶適用・韭菜炒蛋

食材

韭菜5根、雞蛋2個、薑絲少許、鹽少許、麻油少許

作法

1. 韭菜洗淨，切小段；雞蛋打散。
2. 炒鍋內入少許麻油，燒熱後下薑絲及雞蛋拌炒，再倒入韭菜共炒，加入少許鹽調味後即可食用。

功效

改善白帶量多、綿綿不休。

說明

韭菜性溫，對於虛寒型白帶有幫助；虛寒型白帶顏色透明或色白，清清水水的，伴隨有腰酸、小腹冷的症狀。至於濕熱型的白帶則不適合，所謂濕熱型的白帶，其顏色黃、較黏稠、有味道。

產後乳少35

花生豬腳冬瓜湯

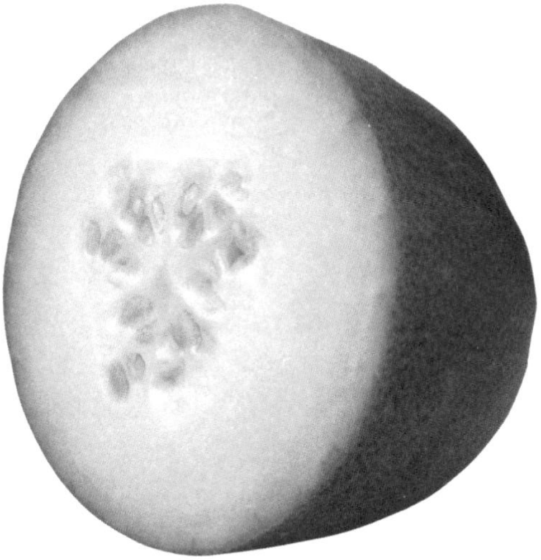

食材

豬腳1隻（連大腿）、花生15粒、冬瓜8小塊、薑3片、鹽少許、水3公升

作法

冬瓜、豬腳、花生與薑加適量水共煮成湯，加少許鹽後即可食用。

功效

可催乳汁。改善乳腺不通型的產後乳少。

說明

冬瓜可催乳汁。

產後乳少36

豌豆蘑菇粥

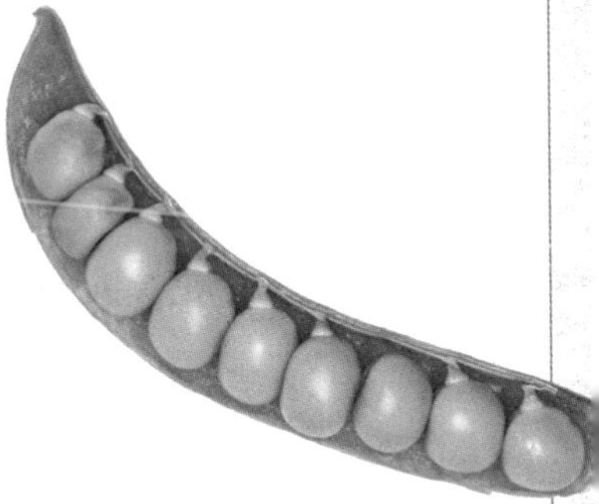

食材

新鮮豌豆約8個、蘑菇5朵、蝦仁6隻、白米1杯、鹽少許、水6杯

作法

1. 豌豆去頭尾洗淨；白米洗淨。
2. 將白米加6杯水煮成粥，再加入豌豆、蘑菇、蝦仁繼續煮5分鐘，最後加入少許鹽調味後即可食用。

功效

1. 改善乳汁不通。
2. 健脾胃，利小便。

說明

豌豆對乳汁不通有幫助；婦人乳房脹痛、乳汁不下者，食用有幫助。

小兒疳積37

高麗菜皮蛋瘦肉粥

食材

高麗菜1/8顆、皮蛋1顆，瘦肉100克，吻仔魚少許，蔥1根，白米1杯，食用油少許，鹽少許、水7杯。

作法

1. 白米加1杯水煮成白飯。皮蛋切塊，瘦肉切絲，蔥切段。
2. 炒菜鍋內放入少許食用油，加入瘦肉和蔥段炒一炒。
3. 湯鍋加入約7杯的水煮沸後，先加入高麗菜煮，再加入白飯、皮蛋、瘦肉絲、吻仔魚和蔥共煮成粥。
4. 最後加入食鹽調味後即可食用。

功效

適用於小兒疳積、胃口不開。

說明

高麗菜：健胃止痛，對胃痛、腹脹、食欲減退及胃或十二指腸潰瘍有幫助。

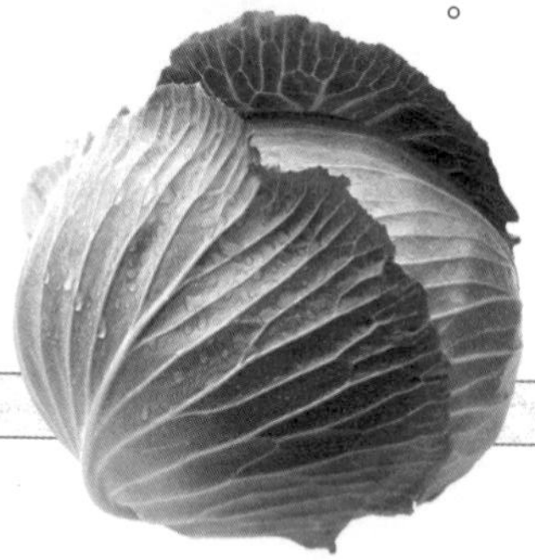

小兒疳積38

金針菇里肌肉粥

食材

里肌肉250克、金針菇1/2包、玉米粒1匙、白米1杯、鹽少許、水7杯。

作法

1. 金針菇洗淨切小段，里肌肉切小塊
2. 白米洗淨連同所有食材加約7杯水用電鍋煮成粥
3. 最後再加入少許鹽調味後即可食用。

功效

適用於小兒疳積、胃口不開、生長發育較差、氣血不足者。氣血不足者，其症狀為面色蒼白、形體羸瘦、四肢不溫、睡眠露睛、腹部凹陷、食慾不振、大便軟瀉等。

說明

金針菇被稱為「增智菇」，據研究長期食用金針菇的兒童，不但聰明機靈，記憶力特別強，而且身高、體重有明顯增加。

貧血 39

菠菜牛肉湯

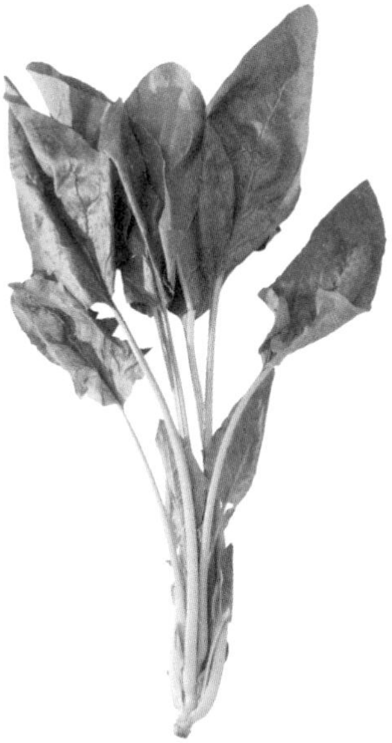

食材

菠菜3～4根、牛肉8片、番茄1顆、鹽少許、薑絲少許、米酒少許、水2公升

作法

1. 菠菜洗淨切段；番茄切小塊。
2. 菠菜、牛肉、番茄、薑絲加適量的水共煮成湯，最後加少許的鹽、米酒調味後即可食用。

功效

補益脾胃，改善貧血。

說明

菠菜含鐵量豐富，可改善貧血。但是由於菠菜含有較多的草酸，易與鈣結合，因此，結石病患不宜多食。

貧血 40

蓮子桂圓紅棗茶

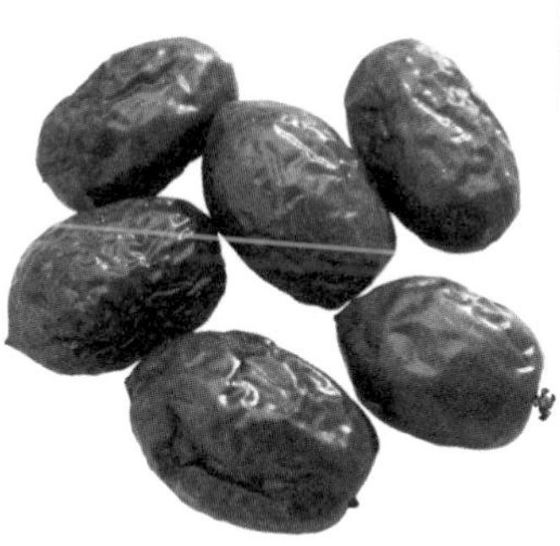

食材

蓮子12顆（鮮、乾品皆可）、桂圓肉（龍眼肉）10顆、紅棗6顆、水1公升

作法

蓮子與紅棗加1公升的水煮至熟軟，再加入桂圓肉即可飲用。

功效

養血安神，症見健忘、面黃、眠差者食用有益。

說明

1. 蓮子養心安神，健脾清熱，補脾固澀。
2. 桂圓富含鐵質，能改善因貧血引起的面容憔悴，但其性甘溫，常服會造成濕熱痰滯，胸悶不寬等現象，需稍加留意。

失眠 41

蓮子烏雞湯

食材

蓮子20顆（鮮品或乾品皆可）、何首烏10克（中藥店購買）、烏骨雞1/2隻、薑3片、酒5毫升、鹽少許、水2公升

作法

1. 烏骨雞肉切塊。
2. 以上食材加適量的水用電鍋燉煮，燉爛後加少許鹽調味即可食用。

功效

改善貧血、失眠、心神不寧。

說明

蓮子養心安神，健脾清熱，補脾固澀。若心火旺引起的失眠，則蓮子不去心，因帶心的蓮子效果較好，但蓮子心較苦。

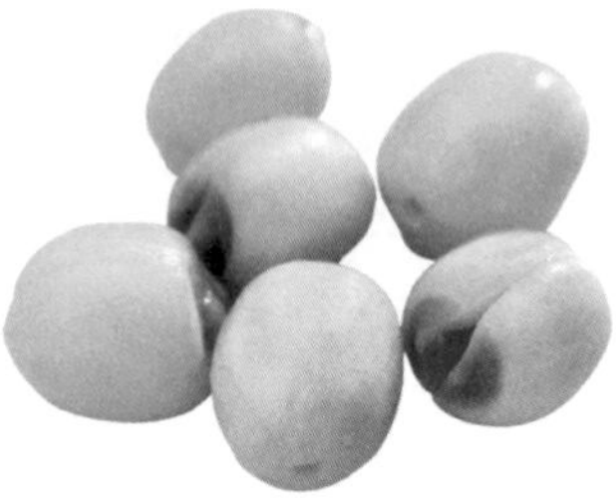

失眠 42

金針花貢丸湯

食材

乾金針花10朵、茼蒿8根、貢丸3顆、鹽少許、水1.5公升

作法

1. 乾金針花先浸水2小時，之後把水倒掉。茼蒿洗淨。
2. 金針花、茼蒿、貢丸加適量的水共煮成湯，再加入少許鹽調味即可食用。

功效

改善失眠、憂鬱。

說明

1. 金針花可養血平肝，利濕清熱，利尿消腫，改善眩暈、耳鳴、心悸等症。唯須注意要使用乾品，先浸水，且要煮熟。
2. 茼蒿：可安心氣，改善夜眠不安。

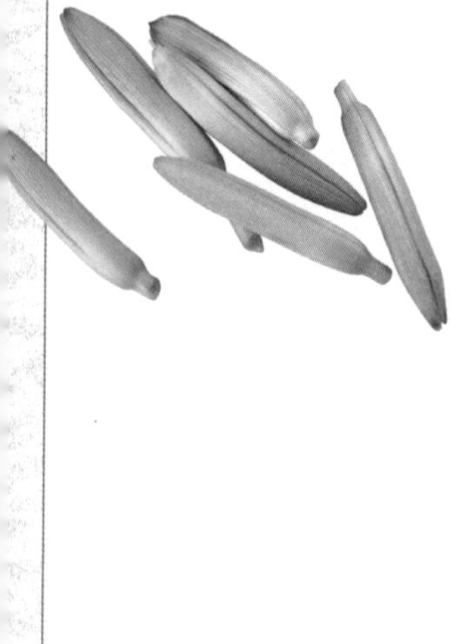

筋骨酸痛
43

麻油炒腰子

食材

生薑8片、腰子1對、杏鮑菇1根、草菇5朵、麻油少許、米酒5毫升、鹽少許

作法

1. 杏鮑菇洗淨切段。
2. 熱鍋加油先炒薑片，炒至薑片成深黃色再加入腰子、杏鮑菇、草菇炒熟，最後加少許米酒、食鹽調味即可食用。

功效

1. 補腎助陽、溫中開胃。
2. 改善虛性白帶、多尿。
3. 改善腰腿酸軟。

說明

1. 生薑：可助暖強筋骨、除風寒濕邪。
2. 草菇：追風散寒，舒筋活絡。改善腰腿酸軟，肢體麻木。

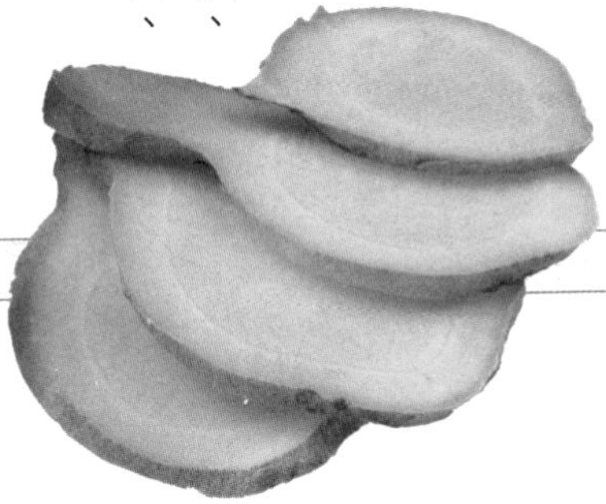

筋骨酸痛
44

生薑羊肉湯

食材

生薑8片、帶骨羊肉8～10小塊、胡桃（核桃）6個、韭菜3根、鹽少許、米酒50毫升、水2公升

作法

以上食材加適量的水，置於電鍋中燉煮至熟爛。

功效

厚腸補脾，助暖強筋，除寒濕氣。

說明

1. 生薑性溫能促進血液循環、溫暖身體。
2. 羊肉性溫，可補氣養血，溫中暖腎。唯有羶氣，可加胡桃或薑同煮以去羶氣，且增強溫補之功。注意感冒時火氣大的人不宜多食。
3. 韭菜：可暖腰膝，改善腰腿酸軟的症狀。具有溫補肝腎、助陽固精的功效，適用於陽痿早洩、遺精多尿等症。可行氣、散瘀、活血，對跌打損傷有幫助。

憂鬱
45

小白菜湯麵

食材

小白菜3根、蘋果1/2顆、金針菇1/2包、牛番茄1/2顆、麵條2人份、鹽少量、水2公升。

作法

1. 小白菜洗淨切段，蘋果、牛番茄切塊。
2. 水煮滾下麵條，再加入小白菜、蘋果、金針菇、牛番茄，最後加入鹽調味後即可食用。

功效

1. 促進新陳代謝，調理腸胃功能。
2. 滋潤肌膚。
3. 舒緩憂鬱。

說明

1. 蘋果：有智慧果之稱，可補充大腦所需的營養。
2. 小白菜能舒緩緊繃的情緒，平緩思緒。
3. 金針菇：維生素B_1含量豐富，能促進新陳代謝，防止壓力，讓神經系統保持正常。

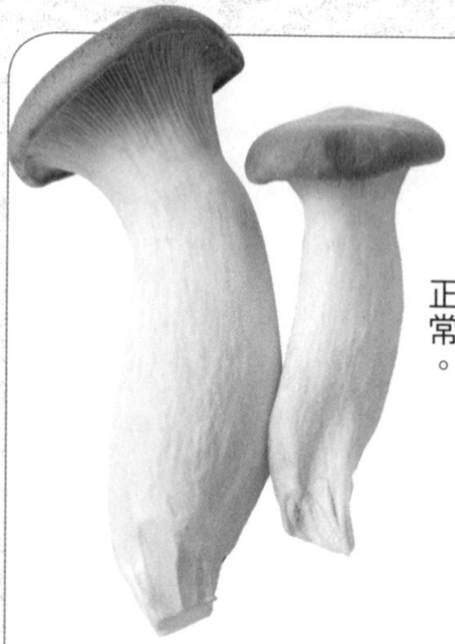

憂鬱
46

三杯菇菇

食材

新鮮香菇5朵、杏鮑菇1根、蘑菇6朵、金針菇1/2包，麻油酌量，薑片5片，醬油適量、鹽少許。

作法

麻油爆香薑片後，炒香菇、金針菇、杏鮑菇及蘑菇，加入醬油、鹽調味後即可食用。

功效

促進食慾，改善憂鬱。

說明

1. 菇類含「鋅」，能夠平衡血糖，使荷爾蒙運作正常。
2. 金針菇：維生素B_1含量豐富，能促進新陳代謝，防止壓力，讓神經系統保持正常。

青春痘 47

涼拌胡蘿蔔

食材

胡蘿蔔1根、小黃瓜2條、糖少許、白醋少許、蒜頭2瓣、鹽適量。

作法

1. 胡蘿蔔去皮與小黃瓜切成條狀，加少許鹽醃漬30分鐘後將水倒掉。
2. 糖、醋、蒜末調成醬汁。
3. 胡蘿蔔、小黃瓜一起放入醬汁攪拌均勻，醃漬2~3小時後即可食用。

功效

1. 調整身體酸鹼值。
2. 促進食欲，幫助消化。
3. 改善青春痘。

說明

胡蘿蔔：抗發炎、抗過敏，能保護上皮細胞的完整性，改善痘疹、青春痘。胡蘿蔔正常食用量並不會造成色素的沉澱，只有吃太多時才會皮膚便黃。

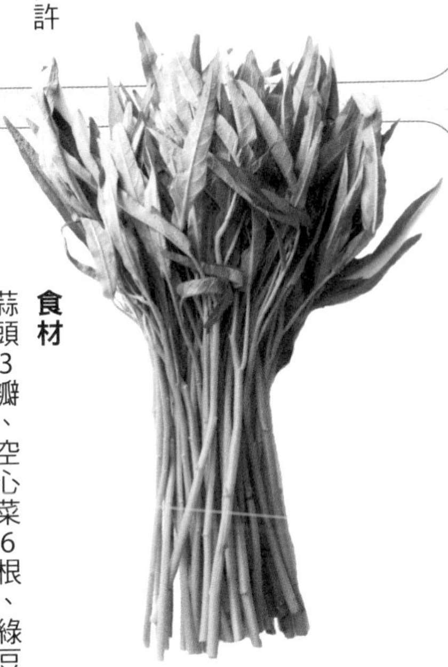

青春痘 48

炒豆芽空心菜

食材

蒜頭3瓣、空心菜6根、綠豆芽1把、食用油少許、鹽少許

作法

1. 空心菜洗淨切段。
2. 熱鍋熱油先炒蒜頭，再加入空心菜、綠豆芽炒熟，最後以食鹽調味即可食用。

功效

1. 促進排便，幫助消化。
2. 改善青春痘。

說明

1. 空心菜有涼血的作用，可改善皮膚潰瘍、痘疹。
2. 綠豆芽可嫩膚，改善年輕人的青春痘。

濕疹 49

胡蘿蔔綠豆薏仁粥

食材

胡蘿蔔1/2根、薏仁1/2杯、綠豆1/2杯、白米1杯、水8杯

作法

1. 紅蘿蔔削皮切丁。
2. 薏仁浸泡2～3小時備用。
3. 所有食材加適量的水共煮成粥，不加糖食用。

功效

1. 利尿，改善水腫。
2. 改善濕疹。

說明

1. 薏仁健脾止瀉，利濕除痹，清熱排膿，補肺，抗癌。
2. 胡蘿蔔抗發炎、抗過敏，能保護上皮細胞的完整性，改善痘疹、青春痘。

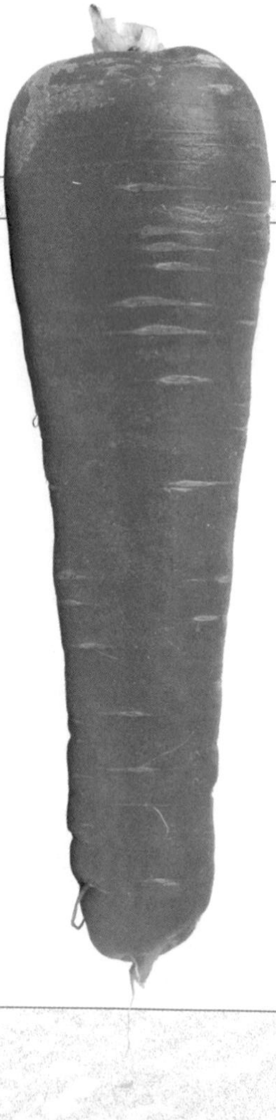

濕疹 50

胡蘿蔔蘋果汁

食材

蘋果1/2顆，胡蘿蔔1根，蜂蜜適量，水100毫升

作法

以上食材用果汁機（或食物調理機）打汁飲用。

功效

改善濕疹、青春痘。

說明

胡蘿蔔抗發炎、抗過敏，能保護上皮細胞的完整性，改善痘疹、青春痘。

優生活93

蔬菜看人吃

不管有沒有生病，為了健康都要實踐的蔬服飲食法

作者——楊淑媚、蔡昆道
封面設計——今日工作室
內頁設計——葉若蒂
攝影——24 OPEN 影像興業社
主編——楊淑媚
校對——楊淑媚
行銷企劃——許文薰

第五編輯部總監——梁芳春
董事長——趙政岷
出版者——時報文化出版企業股份有限公司
一〇八〇一九台北市和平西路三段二四〇號七樓
發行專線——（〇二）二三〇六六八四二
讀者服務專線——〇八〇〇二三一七〇五、（〇二）二三〇四七一〇三
讀者服務傳真——（〇二）二三〇四六八五八
郵撥——一九三四四七二四 時報文化出版公司
信箱——一〇八九九 臺北華江橋郵局第九九信箱

時報悅讀網——http://www.readingtimes.com.tw
電子郵件信箱——yoho@readingtimes.com.tw
法律顧問——理律法律事務所 陳長文律師、李念祖律師
印刷——勁達印刷有限公司
初版一刷——二〇二〇年三月二十日
定價——新台幣三八〇元

時報文化出版公司成立於一九七五年，並於一九九九年股票上櫃公開發行，於二〇〇八年脫離中時集團非屬旺中，以「尊重智慧與創意的文化事業」為信念。

蔬菜看人吃 / 楊淑媚, 蔡昆道作. -- 初版. -- 臺北市 :
時報文化, 2020.03 面； 公分
ISBN 978-957-13-8127-5(平裝)

1.蔬菜 2.營養 3.健康飲食

411.3 109002815

ISBN 978-957-13-8127-5
Printed in Taiwan